子供の便秘は こう診る！

親子のやる気を引き出す 小児消化器科医のアプローチ

済生会横浜市東部病院小児肝臓消化器科
米国NLP&コーチング研究所認定NLP上級プロフェッショナルコーチ
米国NLP&コーチング研究所認定NLPヒプノセラピスト
全米NLP協会認定NLPマスタープラクティショナー

十河 剛 著

南 山 堂

序

2005年に，学生時代を合わせると14年間お世話になった防衛庁(現防衛省)を退職し，国際医療福祉大学熱海病院で本格的に小児肝臓・消化器疾患を専門に診療するようになった．当時，すでに他大学で小児肝臓・消化器疾患の専門外来をしていた某先生から，「肝臓・消化器外来が便秘外来のようになっている」と聞き，「えっ？そんなに便秘って多いの？」と思ったのを覚えている．熱海病院に在籍した2年半ほどの間には，それほど便秘診療で困ることはなかったし，便秘患者もそれほど多くはなかった．

その後，わが国初の便秘診療ガイドラインの「小児慢性機能性便秘症診療ガイドライン」作成委員に加えていただき，ガイドライン作成に向けて小児科・小児外科の諸先輩方と議論を交わすこととなった．当時，筆者が経験した便秘症例で最も印象的で，最も治療に難渋した症例は「コーラック®を100錠飲んでも便が出ない」という自衛隊在職中に経験した19歳女性であった．結局，通常治療には反応せず，大腸内視鏡前の腸管洗浄薬を用いることで妊婦のように膨らんでいた腹部が出産後のようにへこんだ．海外の論文やガイドラインを見ていると"fecal impaction"という単語が頻回に出てくるが，日本には海外でいう"fecal impaction"をきたすような重症例は少ないのではないかと当時は考えていた．ガイドライン作成委員会でも「海外のような重症例は少ないのではないか？」という意見も出ていたように記憶している．しかし，この考えが間違えであったことに気づくのはそう遠い未来ではなかった．

済生会横浜市東部病院で消化管外来を開設し，子供の便秘の市民公開講座を開催するや否や，消化管外来を受診する便秘症患者は急激に増え，それにつれてfecal impaction(便塞栓)を伴う重症例も多く経験するようになった．その頃には小児慢性機能性便秘症診療ガイドラインでの議論も進んでいたが，治療の詳細は各作成委員間で違いはあれども，治療の大原則として，「fecal impaction(便塞栓)が存在する場合には，それを除去(disimpaction)してから維持療法を開始する」という考えは全員一致していた．ところが，済生会横浜市東部病院を受診する便秘の子供達の中でも，「他院で治療がうまくいかない」という理由で受診する子供達はほぼ間違いなく，大なり小なりfecal impaction(便塞栓)が直腸に存在していた．さらに話を聞いてみると，「浣腸して詰まっているうんちを出したけど，それでおしまいになってしまった」と折角，便塞栓を除去しても治療を継続されていない症例や，便塞栓を除去した後に「薬を長く使うのが怖いから」「3〜4日に1回はうんちが出ているから」といった理由で養育者の自己判断で治療が中止されている症例もいた．そして，そのような症例では便塞栓除去後も直腸横径が拡張しており，治療が順調に進み便意を感じやすくなると縮小していることに気づいた．

患者が増えるにつれて，こんなときにはこんなこと，あんなときにはあんなこと，と治療の引き出しも増えていった．治療の引き出しが増えると同時に，養育者や子供達が便秘に関連してさまざまな悩みを抱えていることにも気づいた．その悩みを解決するために，養育者達は子供を連れて，あっちの医療機関へ，こっちの医療機関へと彷徨い，"便秘難民"となっていた．2018年1月に，"便秘難民ゼロ"をスローガンに掲げ，電子書籍として「子供のためのうんち学 ―さあ，今からウンチについて語ろう― 便秘編」を出版した．この本は，市民公開講座での講演内容や外来での養育者からの質問を中心にまとめ，便秘の子供をもつ親御さん達へ向けたものである．電子書籍(Amazon Kindle)は，新しい情報があればすぐにアップデートできる，出版費用ゼロというメリットがある一方で，紙の媒体に慣れており，電子書籍には馴染みがないという人には手が出しにくい．また，実際に治療にあたる医師に向けた内容ではないため，医療現場にまで十分に情報が届かなかった．さらにその後，2018年11月に，わが国初のポリエチレングリコール製剤の便秘治療薬 モビコール® が発売され，欧米のガイドラインでは標準治療となっている治療薬がやっと日本でも使用できるようになった．そこで何とか医療従事者，特に医師に向けた子供の便秘の本を出版できないかと考えていたところ，拙著を読まれた南山堂から出版のお声がかかった．奇跡的としか言いようのないタイミングである．

　本書はただ単に前述の電子書籍「子供のためのうんち学」に新たな情報を付け加えて医療従事者向けに書いた本ではない．医療現場のミスコミュニケーションから起こる事案を少しでも減らしたいと思い，コーチングの技術を用いた親子のやる気を引き出す方法も含めて解説している．これまで，「たかが便秘」であるが「たかが便秘」ごときで医師と患者・患者家族との信頼関係が崩れてしまう事案も経験してきた．コーチングは，臨床研修指導医講習ではテーマとして取り上げられているが，主に研修医に対するかかわり方が教えられている．しかし，コーチングはコミュニケーション技術でもあり，目標達成技術でもある．筆者は数年前から独学でコーチングを学び，2020年3月には米国NLP(神経言語プログラミング)&コーチング研究所認定 NLP上級プロフェッショナルコーチの資格を取得した．学びながらも臨床現場でコーチングの知識・技術・経験をフル動員し，子供達や親御さんへ接してきた．そしてコーチングを用いて，子供達が気持ちよくうんちをして，便秘を解消できるように勇気づけてきた．浅学菲才ではあるが，本書には筆者の経験の中から子供達の便秘治療にコーチングがどのように使えるかも記載させていただいた．

　"便秘難民ゼロ"を目指し，そして，親子が笑顔で便秘症と向き合えるように本書をお役立てていただければ幸いである．

2020年3月

　　　　　　　　　　　　　　　　　　　　　　　　十河　　剛

目次

第1章 子供の便秘の特徴

第2章 子供の便秘の診断

第**3**章 子供の便秘の治療

子供の便秘の特徴

❶ 便秘（症）の分類と病態

❶ 便秘の定義 ─排便回数だけに着目すると便秘を見落とす!

　2014年に日本小児栄養消化器肝臓学会および日本消化管機能研究会が合同で発表した「小児慢性機能性便秘症診療ガイドライン」[1]では，便秘とは「便が滞った，または便がでにくい状態である」と定義されている．さらに「便秘による（身体）症状が表れ，診療や治療を必要とする場合」を「便秘症」と定義している．

　成人領域においては，2017年に日本消化器病学会関連研究会慢性便秘の診断・治療研究会が発表した「慢性便秘症診療ガイドライン2017」[2]が，便秘とは「本来体外に排出すべき糞便を十分量かつ快適に排出できない状態」と定義している．そして，「便秘による症状が現れ，検査や治療を必要とする場合」と「便秘症」を定義している．

　小児・成人いずれのガイドラインも，便秘の定義には排便回数・排便頻度が含まれていないことに着目する必要がある．

　子供の便秘を的確に診療するためには，排便回数だけでなく，排便困難，便貯留に着目して便秘症と診断する必要があることを最初に覚えておいていただきたい．離乳食を始める前の赤ちゃんでは，数日に1回，場合によっては4〜5日に1回，ベチャベチャのうんちをまとめてたくさん出して，ミルクもたくさん飲んで，機嫌も悪くないというようなことがよくある．この場合は，便秘ではないことが多い．しかし，2〜3歳の子が3〜4日に1回，カチカチ・コロコロの小指の先ほどの大きさのうんちが5〜6個出て，顔を真っ赤にして出す．これは便秘の可能性が高い．1〜2歳の子が，部屋の隅に隠れて，顔を真っ赤にしながらうんちをすることがある．これは便秘ではない子

供にもみられる行動であるが，同じ年齢でも足をクロスしてお尻を締めるようなポーズで顔を真っ赤にしている場合は，便秘の可能性が高い．しかも，足をクロスしてうんちをする子供は重症の便秘の可能性がある．

さらに，排便習慣は個人差が大きく，「便秘」のとらえ方もさまざまであるということが，両ガイドラインに共通してクリニカルクエスチョンの解説部分で述べられている点も重要である．

次のようなやりとりはコントのネタではなく，現実に経験する便秘診療の"あるある"ネタである．

【便秘診療の"あるある" ❶】

医師　「うんちは毎日出ていますか？」
養育者　「はい，でも今日は便秘です」

この養育者は1日でも排便がないことを「便秘」と認識しているのである．

【便秘診療の"あるある" ❷】

医師　「うんちは毎日出ていますか？」
養育者　「はい」
医師　「1日に何回出ていますか？」
養育者　「3〜4日に1回です」

こちらの養育者は3〜4日に1回の排便を正常な排便頻度と考えており，「便秘」とは認識しておらず，3〜4日に1回の排便を「順調な排便」＝「うんちが毎日出ている」と認識しているのである．

離乳食開始前の乳児や絶飲食中の病児であれば，3〜4日排便がなくても結腸に糞便が滞るほどの糞便量が貯留していることはないが，通常に食事をしている場合であれば，3〜4日排便がない状態が続けば，結腸に糞便が貯留して硬くなり，排便困難を伴うようになるはずである．

便秘症の子供の親または同胞の 30〜62% において便秘の症状がみられることが知られている[1]．養育者が便秘の場合，子供に便秘の症状があっても便秘として認識せずに，「自分と同じだから正常な排便」と認識してしまうため，上述の【便秘診療の"あるある"❷】のようなことが起こりがちとなる．このようなケースでは，子供の便秘が重症化して，やっと養育者が「うちの子は便秘なんだ」と認識することになる．

医療従事者が，養育者の「うんちは毎日出ている」を過信してしまうと，早期に便秘治療を開始するタイミングを逸してしまう．したがって，排便回数を尋ねるときには，「1 日に何回の排便か？」「週に何回の排便か？」など，できるだけ具体的に排便回数を質問する必要がある．

❷ 便秘の分類 —時間軸と原因での分類

便秘は，病悩期間から**一過性便秘(急性便秘)**と慢性便秘に分類される．一過性便秘では，便が排出されてしまうと症状が消失し，排出までの時間も短期間で，いわゆる「急性便秘」ある．一方，慢性便秘は「便秘」が，乳幼児では 1 ヵ月以上，小児期以降ではおおむね 2 ヵ月以上の長期間にわたり持続的する場合をいう．

また，原因による分類では，解剖学的異常を含む器質的疾患，基礎疾患，全身疾患に伴う便秘(**器質性便秘**)を除外したものを**機能性便秘**という．成人では以前より，機能性便秘をけいれん性，弛緩性，直腸性とさらに細かく分類することがなされてきたが，慢性便秘症診療ガイドライン 2017[2]では，けいれん性，弛緩性，直腸性という分類は用いず，排便回数減少型と排便困難型に分類するように提唱している．一方，小児ではこのような分類は用いないが，治療を考える上では排便回数が少ないこと，排便困難があることのどちらが主症状かを考えるのは治療方針決定において有用である．

すなわち，排便困難が主症状であれば，緩下剤を中心とした薬物療法が有効であるし，排便回数の減少が主症状であればピコスルファートナトリウムなどの刺激性下剤の使用が有効となる．しかし，注意しなければならないの

は，後述する便塞栓(fecal impaction)がある場合には，便漏れ(soiling もしくは overflow incontinence)のために，養育者が排便回数を多く申告することがある．したがって，便塞栓がある場合には，排便困難型と排便回数減少型に分類するのは意味がない．

参考文献
1）日本小児栄養消化器肝臓学会，日本消化管機能研究会編：小児慢性便秘症診療ガイドライン，診断と治療社，2013.
2）日本消化器病学会関連研究会慢性便秘の診断・治療研究会編：慢性便秘症診療ガイドライン 2017，南江堂，2017.

2 排便と便秘のメカニズム

❶ "うんち"の成分から便秘を考えてみる

「うんちは何からできているのでしょうか？」

この質問は，筆者が便秘に関する市民公開講座で最初にする質問である．答えは，

❶ 食物繊維　❷ 腸内細菌　❸ 水分　❹ 電解質　❺ 腸粘膜

である．

❶ 食物繊維，❷ 腸内細菌

　食物繊維は糞便の形と量を作る材料となる．食物繊維には不溶性食物繊維と水溶性食物繊維があるが，糞便の形と量を作る材料，"うんちの素"になるのは不溶性食物繊維のほうである．食事の中の不溶性食物繊維が減ると，糞便の材料が減るので，排泄される糞便量は少なくなる．水溶性食物繊維は，直接的に糞便の形と量を作る材料にはならないが，腸内細菌のエサになり，いわゆる"善玉菌"を増やしてくれる．人間の体は約60兆個の細胞からできていると考えられているが，おなかの中には約100〜200兆個の腸内細菌が存在し，腸内細菌叢を形成している．腸の中で100兆個の細菌がしのぎを削って，それぞれの種属の縄張り争いをしているのである．縄張り争いの結果でき上がった腸内細菌の勢力図が「腸内細菌叢」である．最近の研究では腸内細菌叢がさまざまな病気と関連することがわかってきている．ある特定の腸内細菌叢は，大腸がん，過敏性腸症候群などの腸の病気と関連があることがわかっている．また，腸内細菌が出すさまざまな物質が人体へ影響を及ぼすことが明らかになり，ある種の腸内細菌は腸管運動を促進し，便秘改善の

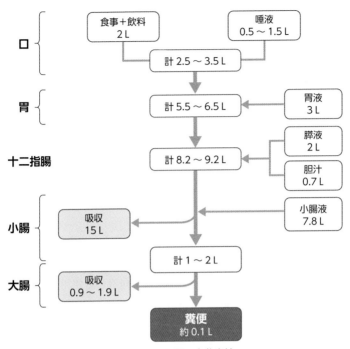

図 1-2-1　成人の消化管における 1 日の水分出納

方向に作用することがわかっているので，善玉細菌を増やして"腸内環境"を整えるということはとても重要である．しかし，便塞栓(fecal impaction)が存在する重症化した便秘では，腸内細菌叢以外にも便秘を引き起こす要因が存在するため，腸内細菌叢による影響は小さくなる．

❸ 水 分

　糞便に含まれる水分の量で，糞便の硬さは決まる．水分が多ければ，泥状〜水様便になり，少なければカチカチ・コロコロの兎糞状の便になる．しかし，単純に水分をたくさん摂取したからといって，カチカチ・コロコロの兎糞状の便が，軟らかくなるというわけではない．**図 1-2-1**は，成人の消化管における 1 日の水分出納を示している．成人では食事と飲料で 1 日に約 2 L の水分を口から摂取する．そこへ唾液，胃液，膵液，胆汁が加わり，小

腸に入るときに水分は約8.7Lに増加する．さらに，小腸では約7.8Lの小腸液が加わり，約16Lにまで増加するが，同時に小腸では約15Lの水分が吸収されるため，小腸を出るときには約1Lにまで減少する．そして大腸では約0.9Lの水分が吸収され，最終的に糞便中の水分は約0.1Lとなる．

便秘治療では一般に水分摂取を勧めることが多いが，大量の水分を摂取するとどうなるのか？　この場合，余分に摂取した水分の多くは小腸から吸収され，尿として体外に排泄されるため，大量の水分を摂取しても，脱水がある場合を除き糞便の硬さには影響しない．

❹ 電解質

一方，水分を体の中に保持してくれる成分がある．それが第4の成分である電解質である．酸化マグネシウムなどの塩類下剤とよばれるものは，マグネシウムやナトリウムが水分を引っぱる力を利用した便秘の治療薬であり，小腸および大腸での水分を糞便中に保持することにより，便性を軟らかくしている．

筆者の学生時代は不真面目でギリギリでなんとか進級する状態であったため，学生時代の授業で電解質について習った記憶がほとんどない．しかし，記憶に残る数少ない授業内容の中で今でも役に立っている知識が，大学3年生のときに薬理学の教授がお話しされた「水はナトリウムとともに動く」という教えである．ナトリウムには浸透圧を高め，水分を保持する効果がある．急性胃腸炎の罹患時には下痢便と嘔吐物から大量のナトリウムが喪失するが，その際にナトリウム濃度の低い飲料を摂取すると，血液中のナトリウムが希釈され，その結果，血中に吸収された水分が尿から排泄されてしまうことになる．暑熱環境で大量発汗した際に，ナトリウム濃度の低い飲料を摂取した場合にも同様のことが起こる．急性胃腸炎罹患時や暑熱環境下での大量発汗時に，経口補水液摂取が推奨されるのは，経口補水液には十分量のナトリウムが含まれているため，体内にナトリウムと水分が保持されるからである．

では，経口補水液を飲めば便秘がよくなるのか？　答えは「わからない」で

ある．文献検索を試みたが，経口補水液摂取により便秘がよくなるというデータは今のところ見つからない．ただし，脱水になると糞便が硬くなるというデータはあるので，夏場の暑い時期に，脱水でカチカチ・コロコロの兎糞状の便が出ている状況であれば，経口補水液も効果があるかもしれない．

❺ 腸粘膜

5番目の成分としては腸粘膜があげられる．腸粘膜も日々生まれ変わり，古い腸粘膜は糞便として排泄され，新しい腸粘膜に入れ替わる．食事をまったく摂らなくても大便が排泄されるのは，腸粘膜の新陳代謝のため，古い腸粘膜が糞便になるからである．

❷ 正常な排便のメカニズム —うんちをするのは難しい

便秘になるメカニズムを知る前に，そもそも人間はどうやって糞便を排泄しているのか，そのしくみを理解しておく必要がある．**図1-2-2** に正常排便のメカニズムを示す．食べたものが消化吸収されて，食物残渣が結腸に到達する．これが，前述したように"うんちの素"になる．この"うんちの素"は，まだ水分が多いので，ドロドロ・ベチャベチャで形がない（**図1-2-2a**）．結腸では食物残渣の一部が腸内細菌で分解され，水分も吸収されて，だんだんと形のある糞便が形成される（**図1-2-2b**）．おなかをぐるりと一周して結腸を通過した糞便は有形となり，直腸に到達すると，直腸壁を伸展させる（**図1-2-2c**）．健常児では，便意を感じていないときには直腸に糞便はなく，ふだんは空虚でペチャンコに潰れている．便意がないときには糞便はS状結腸もしくはそれより口側にあり，大腸に蠕動が生じて糞便が直腸に入ってくると直腸壁が伸展する．直腸壁のセンサーが伸展刺激を検知して，「肛門の近くまで"うんち"が来たぞ」という信号が，仙骨神経を経て大脳皮質脳に伝わることにより便意を感じる（**図1-2-2c** 青矢印）．

直腸壁が伸展すると，内肛門括約筋が反射的に弛緩する（**図1-2-2d** 青矢印）．内肛門括約筋は平滑筋であるため，不随意筋である．ところが，うん

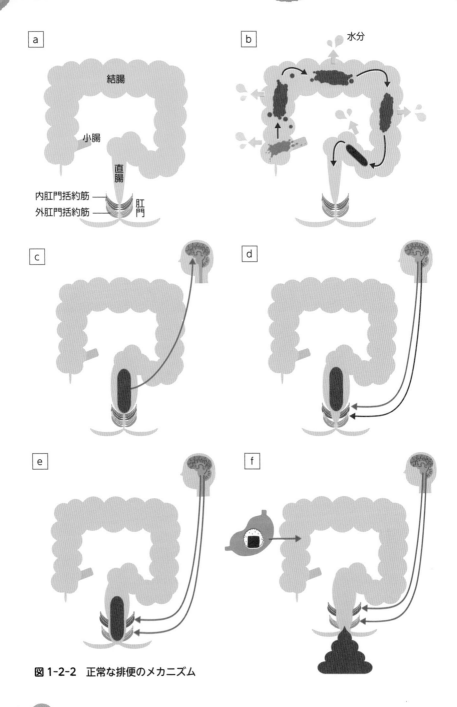

図 1-2-2　正常な排便のメカニズム

ちを漏らしてしまっては困るので，排便に不適切な状況では，随意筋である外肛門括約筋（横紋筋）を収縮させて肛門を閉める（図1-2-2d 赤矢印）．

　そして，トイレに行き，パンツを降ろして座って，「さあ出すぞ」という準備ができると，大蠕動が結腸から直腸に伝播することで糞便が肛門へと運ばれる．続いて，随意的に外肛門括約筋を弛緩して肛門を開き（図1-2-2e 青矢印），それと協調して「うーん」といきんで，横隔膜と腹筋を収縮させて腹圧を高めるとことで，やっと糞便は肛門から排泄できる（図1-2-2f）．さらに，食事を摂取して胃が伸展すると，結腸の運動が亢進する胃−結腸反射が起こるが（図1-2-2f），これも排便には重要な要素である．

　どうだろうか？　ふだん何気なくしている「トイレでうんちを出す」ということが難しいことのように思えてこないだろうか？　大人がふだん何気なくしている便を出すという行為は，実は複雑な過程を経て行われているのであり，トイレでの排便を習得する前の子供達にとって，うんちをするということはすごいことなのである．こんな難しいことを練習するのが2～4歳のトイレットトレーニングの時期であり，そのような子供達にとって，おなかに力を入れたときにお尻の穴をゆるめて便を出すということは，大人にとっては簡単でも，かなりの大仕事なのである．

　このようなことを頭に置いていただき，赤ちゃんが真っ赤な顔をして「う〜ん」とやっているのは大仕事をしているのだから，お父さんやお母さんには，「赤ちゃんが立派なうんちを出したら，オムツ替えをしながら『がんばったねぇ』と褒めてあげてください」と，ぜひ伝えてほしい．こういうところから親子のコミュニケーションが育まれるのである．

　正常な排便のメカニズムは，今後，便秘になる理由や便秘の治療を考える上で非常に重要であるため，繰り返し読んで頭に入れておいていただきたい．

❸ 便秘のメカニズム（図1-2-3）

　本書の冒頭で便秘の定義について，「便が滞った，または便がでにくい状態である」と記載したが，なぜこのような状態になってしまうのであろうか？

図1-2-3aに示すように，直腸に糞便が到達すると，直腸壁が伸展し，仙骨神経を経て大脳皮質に刺激が伝わると便意を感じ，内肛門括約筋の弛緩が起こる．さらに外肛門括約筋を随意的に弛緩し，それと協調して腹圧を高めることで糞便が排泄される．

　しかし，なんらかの理由で外肛門括約筋を収縮させて排便を我慢し続ける，もしくは外肛門括約筋を弛緩できない場合には，直腸に糞便が停滞・貯留する．ふだんは空虚であるべき直腸に糞便が貯留した状態が持続すると，直腸は拡張し，伸展刺激に対する閾値が上昇する．つまり，直腸がのびのびになり，直腸壁のセンサーが鈍くなってくる．センサーが鈍ってくると，直腸から脳に伝わる信号が弱くなり，最終的には便意を感じなくなる（図1-2-3b）．

　すると，内肛門括約筋を弛緩する反射も弱くなり，最後にはなくなってしまう．糞便はどんどん直腸に溜まり，結腸の中では，糞便の水分が吸収されてどんどん硬くなっていく．硬い糞便が次々と直腸に到達するが，直腸には糞便が満員電車のように，すし詰め状態になる（図1-2-3c）．糞便が直腸・結腸に大量に貯留すると，腹部膨満のために食欲がなくなる．すると，食事摂取量も減少し，胃－結腸反射も起きにくくなるので，結腸の蠕動は弱まり，ますます糞便を排泄しにくくなり，結腸と直腸にはたくさんの糞便が貯留する．

　しかも，これら糞便は水分を吸収し，硬く大きくなっているので，排便をしようと踏ん張ってみてもなかなか排泄できない．なんとか排便をすると，裂肛になる．裂肛ができると，排便時に強い痛みを生じるのでなかなか糞便を排泄できない．そうなると，さらに糞便は溜まり，硬く大きくなるので，ますます排便が難しくなる（図1-2-3d）．

　図1-2-3のb→c→dと進めば進むほど，重症の便秘となり，図1-2-3dまでいくと，通常量の下剤では腹痛を誘発するだけで効果がなく，グリセリン浣腸をしても糞便は出て来ず，薬液だけが排泄されるようになる．

　この便秘になるメカニズムも，治療を理解する際にとても重要なので，何度も読み返して覚えていただきたい．

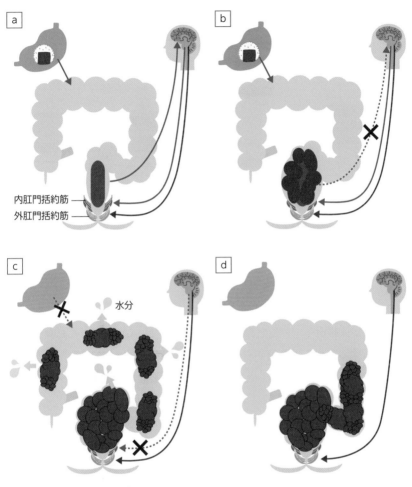

図 1-2-3 便秘のメカニズム

内肛門括約筋
外肛門括約筋

水分

4 便秘の悪循環とは —便塞栓へ向かう負のスパイラル

　大腸では糞便から水分が吸収されるので，糞便が大腸の中に長くとどまっていればいるほど，糞便からは水分が吸収されて硬くなっていく．硬くなった糞便は肛門から容易には排泄できない．すると，また新しい糞便が直腸に

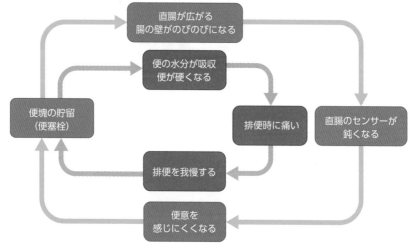

図 1-2-4　便秘の悪循環

（小児慢性機能性便秘症診療ガイドラインを参考に作成）

到達するが，排泄していない糞便がまだ停滞しているので，そこに糞便がさらに貯留する．すると糞便からはさらに水分が吸収されて，硬く太くなる．硬くて太い糞便は，排泄するときには肛門痛や裂肛を起こすため，排便を我慢するようになる．

　このようにして，糞便はますます貯留し，ますます硬く太くなっていく．肛門を塞ぐような大きさになった硬い糞便により，直腸は拡張し，常に伸展した状態になると，直腸のセンサーが鈍化して便意を感じにくくなるので，ますます糞便は貯留し，硬く大きくなる．このような負のスパイラルを**便秘の悪循環**という（**図 1-2-4**）.

　肛門を塞ぐような硬く大きな糞便の蓋を**便塞栓（fecal impaction）**という（**図 1-2-5**）．便塞栓があるということは，すなわち便秘の悪循環に陥っているということである．糞便を排泄したくても出せない状態となっているのに，結腸からは新しい糞便がどんどん運ばれてくるので，押し出される形で糞便が漏れ出てきたり（overflow incontinence），便塞栓の脇を糞便の液体成分だけが染み出してきて，パンツに知らない間に付着してしまったり

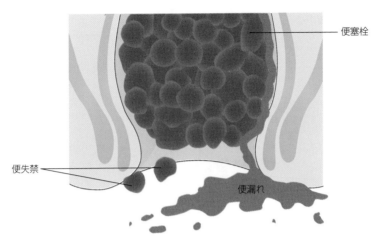

図 1-2-5　便塞栓，便失禁，便漏れ

（soiling），また排便をしようといきむと，便塞栓があるため有形便は排泄されず，泥状〜水様便だけが便塞栓の脇をすり抜けて出てきて，患児や養育者は「下痢である」と訴えることもある．

　便塞栓がある場合には，便秘の悪循環から脱出するためにも，まずは必ず便塞栓除去を行う．

⑤ 便秘になりやすい3つの時期とそれぞれの原因・誘因

　小児が便秘になりやすい時期には3つあるといわれており，それぞれの時期で便秘を引き起こす原因・誘因が異なる（**表1-2-1**）．

❶ 乳児における食事の移行期（離乳食開始後）

　最初に便秘になりやすいのは，離乳食を開始した後である．母乳やミルクだけを飲んでいる時期には，乳児の糞便は形のない軟らかい水様〜泥状をしており，ミルクが固まったような顆粒便もみられる．これは前述したとおり"うんちの素"になる不溶性食物繊維を摂取していないためである．したがっ

表 1-2-1　小児で便秘を発症しやすい時期

> ① **乳児における食事の移行期（離乳食開始後）**
> ・自分の意志で，肛門をゆるめて，いきんで排便するという
> 　協調運動ができない
> ・便の素（離乳食）が腸に入ってくることにより便が固くなる
> ② **幼児におけるトイレットトレーニング期**
> ・自分の意思で排便を我慢できるようになる
> ③ **学童における通学の開始**
> ・好きな時間に排便ができなくなる
> ・朝に排便の時間が十分にとれなくなる
> ・排便への羞恥心

て，この時期に固形便が出るようであれば，器質的疾患を考える必要がある．

　乳児は腹圧をかけるための腹筋もまだ弱く，おなかに力を入れると同時に肛門をゆるめるという協調運動が未熟であるが，便性が水様〜泥状であるために排泄することができる．上手に排泄できない場合には，肛門刺激（いわゆる綿棒浣腸）をすることにより排便できる．

　ところが離乳食が始まると，"うんちの素"となる不溶性食物繊維が腸に入ってくるため，有形便を排泄するようになる．母乳やミルクに替わって固形食を食べ始めることで，腸内細菌叢も変化していく．前述のとおり乳児は腹筋が弱く，さらに腹圧をかけて肛門をゆるめる協調運動が未熟なため，軟らかい便でも出すのが難しいのに，形のある固形便となると，なおさら排便することが難しくなる．

　それでも2〜3日に1回，硬い大きなうんちを出せていれば，立ったり歩いたりできるようになると腹筋も発達してくるので，上手に排便できるようになる．ところが，2〜3日に1回の排便が3〜4日に1回となり，さらに4〜5日に1回，1週間に1回となってくると，自力で排便するのはだんだん難しくなってくる．

　この時期は，肛門を締めて排便を我慢するということがまだできない時期であるが，同時に，外肛門括約筋を弛緩させることが上手にできない時期でもある．これに加え，踏ん張ると同時に外肛門括約筋を弛緩させるという協

調運動が上手くできないことが，便秘の原因となる．したがって，綿棒刺激で肛門をゆるめてあげたり，おなかをマッサージして踏ん張るのを手伝ってあげたり，果汁を飲ませて便を軟らかくしてあげることが有効である．

❷ 幼児におけるトイレットトレーニング期

　2〜3歳になると，トイレで排尿・排便の練習を開始する．この時期になると，走ったり，階段を1人で昇ったり，ジャンプもできるようになる．腹筋の力も強くなり，おなかに力を入れると同時に，外肛門括約筋を随意的に弛緩することが徐々にできるようになる．そのためトイレットトレーニングも開始できるわけであるが，逆に肛門をギュッと締めて(外肛門括約筋を収縮させる)，排便を我慢することができるようになる年頃でもある．

　例えば，旅行に出かけて環境が変わると便が数日間出なくなり，その後，硬い大きな糞便を排泄したときに肛門が裂けて，いわゆる切れ痔になってしまい，排便の度にお尻が痛くなる．次第に子供達の脳は「うんちは痛い」「うんちは怖い」と認識するようになり，肛門をギュッと締めて排便を我慢するようになる(排便忌避)．それがきっかけで頑固な便秘に発展していくというのは比較的，典型的な経過である．

　子供達が排便忌避をするようになる理由はさまざまで，「トイレが怖い」「トイレットトレーニング中に失敗して怒られた」「便器の中の水が跳ね返ってお尻に付くのが嫌だ」などがあるが，なんらかの理由で，排便を過度に我慢してしまうことが，便秘の原因につながる．重症な便秘の子供達では，足をクロスして肛門を締めてうんちを我慢するようになる．また，「うんち＝苦痛，恐怖」なので，トイレットトレーニングが進まず，いつまでもトイレで排便ができずにおむつが外れない，もしくはふだんはパンツをはいているけれど，排便時だけおむつにはき替えて排便をするというのは，この時期の便秘の子供の特徴である．

　一部の保育所や幼稚園では，このような子供達に無理してトイレットトレーニングを進めようとすることがある．しかし無理なトイレットトレーニングは，ますます「うんち＝苦痛，恐怖」が脳に強くインプットされ，さらに

便秘がひどくなるため絶対にやめていただきたい．便秘の治療が順調に進み，「うんち＝気持ちいい」と脳の情報が書き換えられると，自然にトイレットトレーニングは進み，おむつも外れる．

❸ 学童における通学の開始

便秘になりやすい時期の3つ目は，小学校に入学して集団生活に入る時期である．

朝，空腹時に食物が胃の中に入ってくることにより，結腸は蠕動運動を始める．また，寝ている状態から体が目覚めると，腸も目覚めて動き出すので，生理的には朝が最も排便に適した時間帯であるといえる．しかし，朝起きて食事をしてから学校に行くまでの時間が短いと，排便をする十分な時間的余裕がなくなってしまう．すると子供達は排便を我慢して，もしくは排便せずに，登校してしまうことになる．

ところが学校で便意を催しても，子供達はさまざまな理由から学校で排便することを嫌がる．「友達に馬鹿にされるから」「和式トイレに慣れていないから」「トイレが汚いから」「トイレが寒いから」などがその理由である．

また保育所や幼稚園と違って，学校では授業の時間割りがきっちりと決まっているため，便意を催したときにすぐにトイレに行くことができない．「トイレは休み時間に行くように」ということを1年生の最初に指導されると，真面目な子ほど，便意を催してもトイレに行けずに排便を我慢してしまう．

夜遅くまで起きている子は，朝早く起きられず，朝排便できない傾向が強くなる．起床時間が遅いと朝食を摂る時間がなくなり，朝食を食べないと胃-結腸反射が起きないので，朝の排便をしにくくなる．

朝のゆったりとした時間は，副交感神経優位となり，消化管蠕動は亢進する．しかし，時間がなく，バタバタと身支度をし，猛ダッシュで登校するとなると，交感神経優位となり，消化管蠕動は低下し，便意が遠のいてしまう原因となりうる．筆者自身，朝のゆったりとした時間が阻害されたために，頑固な便秘に苦しんだ経験がある．筆者は元来，快便で，高校生までは，むしろ緊張するとすぐに下痢をしてしまうような子供であった．しかし，防衛

医科大学校に入校して寮生活を送るようになると，2週間排便がないということがたびたび起こるようになった．大学では朝6時半に起床ラッパで叩き起こされ，ダッシュで学生舎前に整列し，点呼を受ける．目が覚めるとすぐに戦闘モード（交感神経優位）にさせられる．その後もゆったりモード（副交感神経優位）になる時間はなく，下級生は部屋の掃除，制服に着替えて食堂で朝食を摂り，洗面・歯磨きをし，8時までには再度，学生舎前に整列しなければならない．朝食を7時くらいに摂ると，ちょうど便意を催すタイミングの8時に朝礼があるので，便意を催しても我慢しなければならない．朝礼が終わると，教場まで行進するので戦闘モード（交感神経優位）は持続し，便意を感じにくい状態も持続する．こんな生活を続けていた結果，2週間排便がない頑固な便秘患者ができ上がってしまった．

　現在では，朝食後はソファで横になり，ゆったりと便意を感じるまでくつろぐようにしている．自分の子供達が小さい頃は，このゆったりモードの時間に「父ちゃ〜ん!!」とダイブをしてくるのだが，「父ちゃんは今，大事な時間だから」と，子供達にもこの時間だけは「うんちが出るまで父ちゃんの上に乗っからないで」とお願いしていた．

　早寝・早起きと，朝食を必ず食べるという規則正しい生活習慣を身につけることは，規則正しい排便習慣のためにも重要なことである．

3 症　状
―もしかしてだけど，それって便秘じゃないの？

　本書の冒頭で，便秘"症"の定義については，「便秘による（身体）症状が表れ，診療や治療を必要とする場合」であると記載したが，「便秘による症状」とは何だろうか？

　表1-3-1に便秘に関連する主な症状をまとめた．

表1-3-1　便秘に関連する主な症状

・腹痛
・裂肛（肛門痛，出血，肛門のかゆみなど）
・直腸脱，痔核
・便漏れ，便失禁，肛門周囲の便付着
・肛門周囲の皮膚びらん
・吐き気，嘔吐
・胃食道逆流，げっぷ，口臭
・集中力低下
・夜尿，遺尿

1 腹　痛

　よくみられる症状であるが，意外と見落とされがちな症状でもある．筆者の専門外来に，慢性もしくは反復性の腹痛精査目的で紹介された子供達の半数以上は，便秘が原因である．

　便塞栓（fecal impaction）で出口を塞がれた"うんち君達"は，なんとか肛門から脱出しようともがき苦しむ．なんとか脱出しようと，ギュルギュルと音がなるくらいに激しく腸を動かすが，出口は便塞栓で塞がれたままである．つまり便秘による腹痛は，脱出しようともがく"うんち君達"の悲痛な叫びであり，腸が強く動くときに腹痛が起こるのである．救急外来などでは比較的

よく経験することと思うが，安易に下剤を処方することなかれ！　便塞栓が
ある状態で下剤を使用すると，特に刺激性下剤では，出口が塞がれた状態で
さらに強く腸蠕動を亢進させるため，腹痛はさらに強くなるにもかかわら
ず，便塞栓とそれより口側の糞便は排泄ができない．したがって単に苦痛を
与えるだけであり，子供達や養育者の服薬拒否につながりかねない．

　便秘患児の腹痛は，食事後に痛くなることが多い．これは，胃－結腸反射
により，結腸の蠕動が亢進するからである．食後もしくは食事中に腹痛を訴
える症例では，必ず便秘を鑑別に入れる必要がある．

　また，糞便が大量に結腸に貯留し，結腸壁が過度に伸展された場合にも腹
痛は起こる．

　便秘による腹痛は，排便状況の問診に加えて，腹部の触診で便塊を大量に
触知したり，腹部単純X線検査で大量に便貯留がみられたりする症例が多
いので，比較的容易に診断が可能なはずであるが，見落とされがちなのも事
実である．腹痛の症状では，まずは便秘症を疑うことが重要である．

❷ 裂肛（肛門痛，出血，肛門のかゆみなど）

　やっとのことで，なんとか便塞栓が外れて排便すると，びっくりするくら
い大きな硬い便が出ることがある．ソフトボールみたいな大きな硬い糞便が
排泄され，トイレに流そうとすると詰まってしまうことも，便秘の子供をも
つお母さん達のあるあるネタである．そこまで大きくなくても，太くて硬い
便が出ると，肛門が裂けてしまう．裂肛である．

　意外かもしれないが，トイレが真っ赤になるくらいの結構な出血であって
も，まったくお尻を痛がらない子供達も少なくない．血便で筆者の専門外来
に紹介されてきた子供達の多くは裂肛である．硬そうな糞便の表面に血液が
付着していたり，排便後に肛門からポタポタとトイレの水の中に血液が垂れ
たり，お尻を拭いたときに真っ赤な血液がトイレットペーパーに付着したり
するのは，裂肛のときの出血のしかたである．腸炎による出血では，便性は
泥状〜水様と軟らかく，糞便の中に血液が混じっていることが多い．詳細な

問診と，養育者に子供の出血がみられたときの糞便の写真を見せてもらうのも，便秘診断の手掛かりになる．

逆に，肛門からの出血はなく，排便時肛門痛や排便後の肛門痛だけの子供達もいる．さらに肛門のかゆみを訴える子もいる．これは手や足にけがをしたときに，かさぶたがかゆくなるのと同じ理屈で，創傷治癒に伴う症状である．

③ 直腸脱，痔核

直腸脱は，便秘による過度のいきみによって起こる．直腸脱とは，いわゆる"脱腸"で，直腸が肛門から出てきてしまうものである．多くは自然還納するが，重度になると図1-3-1のように肛門から脱出した直腸が肛門で絞扼され，激しい痛みを伴うことがある．図1-3-1の2症例は，夜間に救急外来を受診した．痛みのために啼泣し，用手的に還納を試みたが痛みのため暴れてしまうため，キシロカイン®ゼリー（リドカイン）を塗布したガーゼを脱出した直腸に当てて，ゆっくりと肛門内に押していくことで還納できた．

痔核は小児ではまれだが，これも過度のいきみによって生じる．いわゆる，いぼ痔である．痔核の成因としては，「静脈瘤説」（肛門管の痔静脈叢の静脈瘤と考える）と「肛門クッション滑脱説」（肛門管の粘膜下組織が伸びて滑脱するようになったと考える）という2つの考え方がある．血栓を生じ，炎症を起こすと痛みを伴う．裂肛を繰り返した後にみられる見張りいぼ（スキンタグ）を，「痔核」として専門外来へ紹介されてくることが圧倒的に多い．

④ 便漏れ，便失禁 (p.15, 図1-2-5)

直腸にある便塞栓が肛門にフタをしていると，便塞栓より上にある糞便はなんとか脱出しようとするが，便塞栓に阻まれて脱出できない．すると，糞便の液体成分だけが便塞栓の脇をすり抜けて脱出する．これが便漏れ（soiling）の原因である．便秘なのに下痢をするのもこれが原因である．

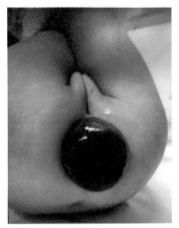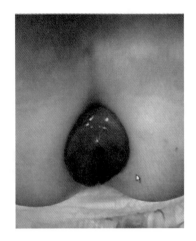

図 1-3-1　直腸脱

　また，塊になった便塞栓は少しずつ崩れ落ちて，肛門の外にこぼれ落ちてくる（overflow incontinence）．兎糞状の小さな硬いコロコロ便を漏らしてしまうというのは，これが原因である．慢性的な直腸壁の伸展により，直腸のセンサーが鈍くなっているので，本人に便意はなく，無意識に出てしまう．

　「どうして，うんちが出ているのに気づかないの！」と子供を叱ってしまう親御さんもおられる．しかし，**便塞栓が外れ，直腸に糞便を溜め込まないようになれば，便漏れ，便失禁は治る**ということを親御さんに伝えていただきたい．便秘が原因で便漏れ，便失禁をするということを知らない医師も多く，心身症と間違えられることもある．また，親御さんも便秘が原因とは知らないので，誰にも相談できずにいることも少なくない．

　このように，肛門周囲に常に便汁や潰れた兎糞状の糞便が付着している状態は，トイレットトレーニングが終了したあとの子供達，場合によっては小学生にみられることもある．糞便や便汁が漏れている状態なので，やはり臭い．診察室に子供達が入ってきた段階で臭ってくることもある．しかも重症な便秘の子供達の便は，おなかの中で長い時間の経った古い糞便が溜まっているので，漏れてくる糞便の匂いは独特の強い臭気を発している．周りの友達から「臭い」などと指摘されることもあるし，それが原因でいじめに発展す

ることもある．そして，子供達自身もどうして漏れてしまうのかがわからないので，密かに自尊心が傷ついているということを医師には知っておいていただきたい．「便秘を治療したら子供が明るくなった」という報告を受けることがある．便秘を治療して，子供達が自信を取り戻して明るく楽しく生活できるようになってほしい．

⑤ 肛門周囲の皮膚びらん

　図1-2-5（p.15）のような状態になると，肛門周囲は漏れ出てきた便汁で常に濡れている状態になる．皮膚は弱酸性であるが，便汁はアルカリ性である．アルカリ性の便汁が常に皮膚に接触していると，肛門周囲の皮膚は炎症を起こし，びらんを形成するようになる（**図1-3-2**）．便秘で外来を受診する子供達の中には，最初の受診理由が便秘ではなく，「お尻の周りの皮膚がかぶれる」という理由のこともある．

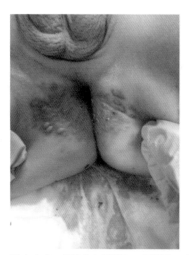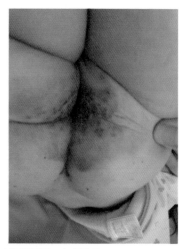

図1-3-2　慢性的な便漏れ・便付着による肛門周囲の皮膚所見

❻ 吐き気，嘔吐

　食べ物の通り道である消化管は，口 → 食道 → 胃 → 十二指腸 → 小腸 → 大腸 → 直腸 → 肛門と，入り口（口）から出口（肛門）まで脇道や抜け道がない状態の一本道である．一本道の出口手前の直腸に大きな便塞栓があり，食べ物の通行を邪魔するとどうなるか？　車でいえば交通渋滞である．消化管が渋滞してくると食べ物が通過できないため，食欲が低下し，さらに渋滞が進めば吐き気を訴えるようになる．渋滞がひどくなれば，引き返す車も出てくるだろう．それが嘔吐である．便秘で嘔吐まで起こす子は多くはないが，少なからず存在する．繰り返す嘔吐症例の鑑別には便秘も入れる必要がある．

❼ 胃食道逆流，げっぷ，口臭

　嘔吐するまでではないが，胃食道逆流がみられることがある．みぞおちや胸のあたりを痛がったり，胸や喉のあたりにつかえ感を感じたり，苦い水・酸っぱい水が口の中に上がってくると訴える．また，嚥下した空気が上がってくると，げっぷ（曖気）になる．胃液が常に口の近くまで上がってくるので，養育者から「口が臭い」という訴えもよく聞かれる．通常，このような症状の場合にはヒスタミン H_2 受容体拮抗薬（H_2 ブロッカー）やプロトンポンプ阻害薬（PPI）を投与することが多いが，便秘によって引き起こされるこれらの症状の場合は，原因が消化管の交通渋滞なので，便秘を治さなければよくならない．したがって，便秘治療と胃食道逆流の治療を同時に行う．

❽ 集中力低下

　便塞栓があり，おなかにたくさんの糞便が滞留していると，「気持ち悪い」「お尻がムズムズする」「おなかが痛い」などの症状が出現する．常にこのような症状が持続している場合もあれば，食後に症状が増強することもある．いずれにせよ，このような不快な症状があると学校の勉強にも集中できな

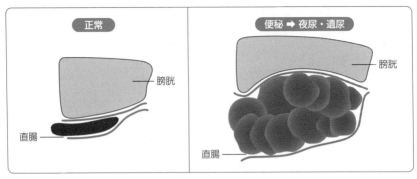

図 1-3-3 便秘による夜尿・遺尿

い．便秘が改善すると，学校の成績がよくなる子も実際にいる．

❾ 夜尿，遺尿

　夜間にオシッコを漏らさないで寝ていられるのは，夜間は日中よりも尿量が減ること，膀胱容量が増加することの2つの理由がある．便塞栓があると，**図 1-3-3** のように直腸の便塞栓が腹側にある膀胱を圧迫して，膀胱が十分に膨らむことができず，夜尿の原因となる．また，夜間だけでなく，日中にも便塞栓は膀胱を圧迫し続けているため，昼間の遺尿の原因にもなりうる．

　夜尿症診療ガイドライン 2016 では[1]，夜尿症の児において，問診で便秘が明らかとなった場合には，まず便秘の治療を行うことを推奨している（推奨グレード 1C［強い推奨］）．さらに診察により，便秘の併存が疑われた場合には，腹部単純 X 線検査，腹部超音波検査などの精査を行うことを提案している．

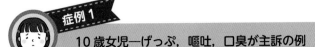

症例1
10歳女児—げっぷ，嘔吐，口臭が主訴の例

現病歴 母親は1年くらい前から患児の口臭が気になっていた．4ヵ月前に胃腸炎になった際にげっぷが多くなり，その頃から月に1回程度の嘔吐がみられるようになった．筆者の勤務する施設の整形外科を受診した際に，院内に掲示しているポスター（**図1-3-4a**）に，筆者の専門外来である小児肝臓消化器科の受診を勧める症状として「げっぷがよくでる」「よく吐く」「口が臭い」と書かれているのを見て受診することにした．

経過 初診時，排便状況を患児本人へ確認すると，「うんちは1日1回，バナナうんちが出る」とのことであったが，母親は間髪入れずに「でも，トイレの時間が30分くらいかかるんです」と伝えてきた．筆者は「トイレの時間が30分」＝「排便困難」と考え，腹部単純X線検査を行った．その結果，便塞栓が直腸にあり，口側結腸には大量の糞便が貯留していたため（**図1-3-4b，c**），慢性便秘症＋胃食道逆流症と診断し，プロトンポンプ阻害薬＋ポリエチレングリコール製剤（モビコール®）で治療を開始した．19日後の再診時には，排便時間は10分以内となり，げっぷ，嘔吐は消失し，口臭も改善した．

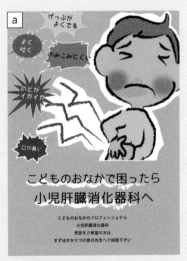

図1-3-4a　院内ポスター

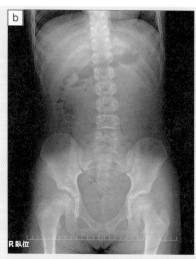

オレンジ色で示した部分が直腸
から結腸に貯留した便.

図 1-3-4b, c　症例 1：10 歳女児

参考文献

1）日本夜尿症学会編：夜尿症診療ガイドライン 2016，診断と治療社，2016.

4 有病率
―クラスに5〜6人いる便秘症

❶ 食事と排便に関するアンケート調査（表1-4-1）

　2018年に神奈川県横浜市鶴見区内の保育所・幼稚園，小学校に通う3〜8歳の子供3,595人の養育者を対象に，食事と排便に関するアンケート調査を実施した．慢性機能性便秘症の国際的診断基準であるRome III診断基準（2006年）を用いてアンケートの回答を解析すると，718人（20%）が慢性機能性便秘症と診断される結果であった[1]．同じ調査票を用いて，兵庫県篠山市で筆者らが行った調査でも，643名中94名（14.6%）が慢性機能性便秘症と診断される結果であった[2]．

　これは10人に1.5〜2人の割合であり，1クラス30人とすると，クラスに5〜6人は便秘症の子供がいる計算になるが，全員が医療機関を受診しているとは思えない．むしろ，便秘症であることに気づかない子供のほうが多いのではないだろうか？

　表1-4-1にこの調査における便秘群と非便秘群，それぞれのRome III診断基準の各項目の頻度を示す．なお，Rome III診断基準の診断項目「直腸に大きな便塊の存在」は，アンケート調査では正確に把握できないため除外している．「痛みを伴う，あるいは硬い便通の既往」を「痛みを伴う便通の既往」と「硬い便通の既往」に分けて示しているが，注目していただきたいのは，「2回／週以下のトイレでの排便」という項目が，便秘群においても15.9%しかいないということである．一方で「便を我慢する姿勢や過度の自発的便の貯留の既往」「痛みを伴う便通の既往」は，それぞれ73.6%，61.5%であった．便秘の定義のところで「排便回数だけに着目すると便秘を見落とす！」と述べたが，この調査もそのことを示している．

表1-4-1 食事と排便に関するアンケート調査

	全体 N(%)	便秘群 N(%)	非便秘群 N(%)
2回/週以下のトイレでの排便	162(4.6)	111(15.9)	51(1.8)
少なくとも週に1回の便失禁	488(13.7)	330(46.3)	158(5.5)
便を我慢する姿勢や過度の自発的便の貯留の既往	785(23.5)	495(73.6)	290(10.9)
痛みを伴う便通の既往	774(22.7)	424(61.5)	350(12.8)
硬い便通の既往	675(19.0)	310(43.6)	365(12.7)
トイレが詰まるくらい大きな便の既往	206(5.8)	149(21.0)	57(2.0)

対象：横浜市鶴見区内の保育所・幼稚園，小学校に通う3〜8歳の子供3,595人の養育者

(Fujitani A, Sogo T, et al：Gastroenterol Res Pract, 2018：3108021, 2018)

❷ かくれ便秘

「毎日うんちが順調に出ていれば，便秘は除外できるか？」というと，必ずしもそうではないことは前述のとおりであるが，「毎日，順調」というところに落とし穴がある．

　1つは，食べた量と出た量のバランスである．糞便は，消化しきれなかった食物残渣，腸内細菌，腸の細胞，水分・電解質などからできているので，当然食べる量によって糞便量も変わる．したがって，たくさん食べているのに，その分の排便量がなければ，糞便は腸内に貯留してくる．

　もう1つは，毎日の排便状況を実際に確認できているかである．トイレットトレーニングが完了すると，特に小学生以上になれば，子供達は排泄した便を養育者には見せなくなるし，養育者も子供の排便状況を毎日観察しなくなる．したがって，排便状況は子供自身しか知らない．しかし，外来で子供達にうんちの色や形や量について聞いても，「見ていないからわからない」と答えることが少なくない．「お尻を拭いた紙に血が付いていることはない？」と聞いても，「見ていないからわからない」と答える．一体，この子達はどうやってお尻が綺麗に拭けたかどうかを確かめているのだろうと不思議に思う．そうなってくると，食べた量に見合った排便量があるかどうかは誰も知らないということになる．

筆者は，毎日うんちが出ているはずなのに実は便秘であるという状態を「かくれ便秘」として外来でお話をすることがある．実は「かくれ便秘」の子供達は，便塞栓(fecal impaction)ができていることが多い．本人も便秘の自覚がなく，親も便秘と認識していない．"便秘らしい"症状がない「かくれ便秘」のほうが，むしろ重症の便秘が隠れている可能性が高い．実際に筆者の専門外来には，小学校高学年になってから，便漏れを伴う重症の便秘で来院する子がいるが，その子供達の多くは親も子供自身も便秘であるという自覚がない．

上述した2つの調査でも，患児本人や養育者が排便に関心がなく，非便秘群に入っている子供達もいるのではないかと推測している．そうであるならば，便秘の有病率はもっと高いのかもしれない．

参考文献

1）Fujitani A, Sogo T, Inui A, Kawakubo K：Prevalence of Functional Constipation and Relationship with Dietary Habits in 3- to 8-Year-Old Children in Japan. Gastroenterol Res Pract, 2018：3108021, 2018.
2）藤谷朝実，奥田真珠美，十河剛，位田忍，西本祐紀子，友政剛，川久保清：3から9歳児における機能性便秘の頻度と生活時間・食習慣との関連．日本小児科学会雑誌，120：860-868, 2016.

予　後
―大人の頑固な便秘に持ち越さないためにできること

❶ 治療開始が遅れるほど，症状の持続期間や治療期間も延長

　2014 年に欧州小児栄養消化器肝臓学会（ESPGHAN）と北米小児栄養消化器肝臓学会（NASPGHAN）が合同で発表した小児慢性便秘症の診療ガイドラインでは，「小児消化器専門医に紹介された患児のうち 50％が回復し（便失禁のない週 3 回の排便），6～12 ヵ月後に下剤の必要がなくなる」としている[1]．また，「下剤を使用しても 40％は依然として症状が残るが，5 年と 10 年後には，それぞれ 50％と 80％の子供がそれぞれ回復し，大多数の患児は下剤を服用する必要がなくなった」と報告している．

　わが国における小児便秘治療の予後に関する研究はほぼ存在しないが，筆者の個人的な実臨床の感覚としては，6～12 ヵ月後に 50％の患児で下剤が必要なくなるというのは，成績が良過ぎる印象がある．一方で「5 年と 10 年後には，それぞれ 50％と 80％」というのは，肌感覚としては正しいと思う．

　わが国の小児慢性機能性便秘症診療ガイドラインでは，海外からのデータを基に，「成人期への移行例が少なくない（推奨度 A）」，「いったん，治療が成功しても，高率に再発する（推奨度 A）」，「早期診断，早期治療により予後を改善できる（推奨度 A）」ということが述べられている[2]．また，「4 歳以下で便秘と診断された患児の 40％以上が，disimpaction（便塊除去）や緩下剤，食物繊維摂取による治療にもかかわらず，学齢期になっても便秘による症状が残る」とも述べている．特に，最初の受診年齢が 2 歳より年長であると有意に予後が悪く，5 歳以上になって来院した便秘患児の 25％程度が成人の便秘へ移行する．これらのデータも臨床的な肌感覚と合致している．筆者は「○年かけて，今の排便習慣を身につけたんだから，数ヵ月でその習慣を正すのは難しい」ということを外来で養育者に対してよく話す．○に入る年数が長

くなればなるほど，治療期間も長くなる．少なくとも，これまでの排便習慣獲得に要した年月と同じくらいの年月が，新たな排便習慣獲得には必要になるということを説明すると，治療継続に難色を示す養育者にも納得してもらえる．ESPGHAN/NASPGHAN 合同ガイドラインにおいても，「小児消化器専門医に紹介された患児では，症状の発症から3ヵ月以上の初期治療の遅れは，症状の持続期間の延長と相関する」と述べられており，便秘の症状が出現したら速やかに治療を開始することの重要性を説いている．

❷ 患児・家族の QOL は確実に低下

慢性便秘は長期間にわたる問題であるため，患児や家族の日常生活のQOL を低下させる[2]．実際に外来で，子供を連れて来院したお母さん達のお話を聞いていると，以下のようなことがよく聞かれ，中には診察室で涙を流される方もいる．

—— 学校や保育所では，しつけの問題と言われた．
—— 姑からは「あなたの教育が悪い！」と言われた．
—— (ママ友など) 周りに相談できる人がいない．
—— トイレで排便ができないと，ついつい子供を叱ってしまう．
—— かかりつけの先生に相談しても，「そのうちに治る」と言われ，浣腸だけしておしまいになる．
—— かかりつけの先生から「便秘は病気ではない」と言われ，薬を出してもらえなかった．

実際にこのように言われたかどうかは定かではないが，お母さん達はこのように感じているということは確かである．お母さん達は誰にも相談できずに1人で大きな悩みを抱えている．お父さん達からはこうした悩みを聞くことは少ないが，「トイレで排便できない子供をお父さんが叱ってしまう」という話はよく聞く．いずれにせよ，親子関係，嫁姑関係，夫婦関係，保育所・幼稚園・学校との信頼関係，医療機関との信頼関係など，さまざまな人間関係にも影響を及ぼす．

では，子供達はどう思っているのか？

—— （お尻にうんちが付いているので）友達から「臭い」と言われる.

—— （トイレに行きたいと言ったり，漏れちゃったことを伝えたりすると）先生から怒られるのが嫌だ.

—— うんちのことは恥ずかしいから，言えない.

—— うんちのことは汚いから，言えない.

など，一見気にしていないように見えても，密かに自尊心が傷ついている. このように，子供達とその家族の QOL は確実に低下している.

❸ 成人期まで便秘を持ち越したら？

では便秘の子供達が，便秘を成人期まで持ち越してしまうとどうなるのか？　成人の慢性便秘症診療ガイドライン 2017 では，慢性便秘症患者では健常者と比較して，QOL が有意に低下し，社会的労働生産性の低下も伴っていると述べている[3]. 便秘と大腸がん発生の関連についてしばしば耳にするが，便秘が大腸がん発生のリスクを増加させるかどうかについては不明である. ただし，慢性便秘のある 28,854 人と便秘のない 86,562 人を対象とした大規模後方視的コホート研究では，1 年後の大腸がん罹患率は，便秘群 2.7％，非便秘群 1.7％［オッズ比 1.59（95％CI 1.43〜1.78）］と有意に便秘群に大腸がんが多いことが報告されている[3].

われわれ小児科医としては，子供達が健全に成長し，健康で社会に貢献できる大人になれるようにサポートするのが責務であり，子供の便秘を浣腸だけで放置しておいてよいはずがない. 慢性便秘症と診断したら，速やかに適切な治療を開始し，長期的なサポートを子供達へ提供する環境を作っていただきたい.

参考文献

1) Tabbers MM, DiLorenzo C, Berger MY, Faure C, Langendam MW, Nurko S, Staiano A, Vandenplas Y, Benninga MA; European Society for Pediatric Gastroenterology, Hepatology, and Nutrition; North American Society for Pediatric Gastroenterology : Evaluation and treatment of functional constipation in infants and children : evidence-based recommendations from ESPGHAN and NASPGHAN. J Pediatr Gastroenterol Nutr, 58 : 258-274, 2014.
2) 日本小児栄養消化器肝臓学会，日本消化管機能研究会編：小児慢性便秘症診療ガイドライン，診断と治療社，2013.
3) 日本消化器病学会関連研究会慢性便秘の診断・治療研究会編：慢性便秘症診療ガイドライン2017，南江堂，2017.

6 乳幼児の便秘の特徴

　1歳未満の便秘を考える際には，離乳食開始前と離乳食開始後に分けて考えると病態を理解しやすい.

❶ 離乳食開始前

　便秘を診療する際には，常に器質的異常を念頭に置く必要があるが，離乳食開始前から始まる便秘の場合，特に3ヵ月以下の発症の場合には，器質的疾患を強く疑う. また，胎便排泄遅延を認める症例や，新生児期の腹部膨満を認める症例では，必ず器質的疾患を鑑別にあげる.

　一方，特に治療は必要ないが日常診療でよく遭遇するものとしては，**乳児排便困難(infantile dyschezia)**がある. 排便困難のある乳児は，排便のためにいきむたびに叫び声を上げ，泣き，顔色が赤または紫色になる. 通常，症状は10〜20分間持続する. 排便は毎日数回あり，多くは生後1ヵ月で始まり，3〜4週間後には自然に解消する. 腹圧の上昇と骨盤底筋群の弛緩の協調ができないことにより生じる. 診断は，9ヵ月未満の乳児で，以下の2項目を満たすかどうかを確認することにより行う[1].

> 【乳児排便困難の診断】
> ❶ 少なくとも10分間，柔らかい便の排泄の成功または
> 　失敗の前にいきんで泣く.
> ❷ 他の健康上の問題がない.

　また，哺乳・食事の状況を確認し，肛門直腸異常を除外するために直腸・肛門の診察を行い，成長曲線で成長障害のないことを確認する. 従来，綿棒による肛門刺激が行われてきたが，Rome IV診断基準(2016年)では，乳児排便困難に対しては，綿棒による肛門刺激は，児が排便前に刺激を待つような

条件付けとなる可能性があるため避けるように、緩下剤も不要であると述べている[1]. 腹部膨満, 哺乳量減少, 嘔吐, 体重増加不良などがなければ, 養育者へは「骨盤底筋群をゆるめる練習中であり, 病気ではないので見守りましょう」と説明する.

乳児期早期発症の便秘症の原因で比較的よくみられるものに**牛乳アレルギーによる便秘症**がある[1~3]. 特に, 完全母乳栄養から混合栄養もしくは人工栄養へ変わったタイミングから便秘を発症した場合には, 牛乳アレルギーを疑う. 出生後, 産科入院中に人工栄養が与えられた児では, その後, 母乳のみで育児をしていても母乳中の牛乳タンパクに反応してしまう症例がある. また, 急性胃腸炎により腸管粘膜のバリア機能が一時的に破綻し, 牛乳タンパクに感作されて便秘症を発症する症例もある. 便秘以外に症状がまったくみられないことが多く, 知識や経験がないと見逃されることも少なくない.

❷ 離乳食開始後

離乳食開始以降の乳児の便秘では, 便が硬くなったために上手に排便ができなくなることが圧倒的に多い. この時期に積極的に治療を行うかどうかは議論のあるところであるが, 外来で3歳前後のトイレットトレーニング時期の重症便秘の子供達や, 小学校入学後の重症便秘の子供達を診ていると, 離乳食開始後, 糞便が硬くなった後から便秘が始まっている子が圧倒的に多い. したがって, 筆者はラクツロースなどの緩下剤投与を積極的に行っている. 多くは独り歩きができるようになり, 腹筋が発達してくると, 上手にいきめるようになり, 投薬は必要なくなる.

参考文献

1) Benninga MA, Faure C, Hyman PE, St James Roberts I, Schechter NL, Nurko S：Childhood functional gastrointestinal disorders: neonate/toddler. Gastroenterology, 150：1443-1455, 2016.
2) 日本小児栄養消化器肝臓学会, 日本消化管機能研究会編：小児慢性便秘症診療ガイドライン, 診断と治療社, 2013.
3) Tabbers MM, DiLorenzo C, Berger MY, Faure C, Langendam MW, Nurko S, Staiano A, Vandenplas Y, Benninga MA; European Society for Pediatric Gastroenterology, Hepatology, and Nutrition; North American Society for Pediatric Gastroenterology：Evaluation and treatment of functional constipation in infants and children：evidence-based recommendations from ESPGHAN and NASPGHAN. J Pediatr Gastroenterol Nutr, 58：258-274, 2014.

第 2 章

子供の便秘の診断

診断の基本原則
― 迷わず行けよ，行けばわかるさ

慢性機能性便秘症の診断では，

- まず，その症状・病態が便秘であるかどうかを考える．
- すなわち「便秘」＝「便が滞った，または便が出にくい状態」であるかどうかを考える．
- その上で「便秘"症"」であるかどうかを考える．
- 最終的に「便秘症」＝「便秘による症状が現れ，検査や治療が必要」かどうかを考える．

　筆者の経験では，子供の便秘の診断に際しては多くの場合，その症状・病態を過小評価しがちという印象があるので，ここで正しい評価を下そうと考えなくてよい．

❶ Rome Ⅳ診断基準，red flags および yellow flags に沿って診断

　「便秘であるか否か」「便秘症であるか否か」を症状・病歴，身体所見から考えるためには，Rome Ⅳ診断基準（**表2-1-1**）[1,2]，小児慢性機能性便秘症診療ガイドラインの red flags（**表2-1-2**）[3] および yellow flags（**表2-1-3**）[3] の項目を中心に問診し，身体所見をとっていくとよい．その過程の中で，急性か慢性か，器質性か機能性か，を考えていく（p.84，**図3-2-1**）．

　器質性か非器質性かは別にして，「便秘症」＝「便が滞った，または便が出にくい状態」で，「便秘による症状が現れ，検査や治療が必要な状態」と診断して，仮に診断が間違っていたとしても患児に悪い影響を与えることはない．便秘を改善すれば，今ある症状が改善すると考えれば，診断的治療で治療を開始してみればよい．

表 2-1-1　Rome Ⅳ 診断基準(2016 年)

【4 歳未満】	【4 歳以上】
4 歳未満の乳幼児に 1 ヵ月の間で，以下の 2 項目以上を満たす． ① 1 週間に 2 回以下の排便 ② 過度の便貯留の既往 ③ 痛みを伴う，あるいは硬い便通の既往 ④ 太い便の既往 ⑤ 直腸に大きな便塊がある **トイレットトレーニングを終了した児では，以下の追加の項目を使用してもよい．** ⑥ トイレでの排便を習得した後，週に 1 回以上の便失禁 ⑦ トイレが詰まるくらい大きな便の既往	過敏性腸症候群の診断基準を満たさず，以下の 2 項目以上が，1 週間に 1 回以上起こることが，1 ヵ月以上続いている． ① 4 歳以上の発達年齢の子供において，週に 2 回以下のトイレでの排便 ② 週に 1 回以上の便失禁 ③ 排便我慢の姿勢もしくは過度の随意的な便貯留の既往 ④ 痛みを伴う，あるいは硬い便通の既往 ⑤ 直腸に大きな便塊がある ⑥ トイレが詰まるくらいの太い便の既往 適切な評価の後，症状は別の病状によって完全には説明できない．

表 2-1-2　便秘症をきたす基礎疾患を示唆する徴候(red flags)

> 胎便排泄遅延(生後 24 時間以降)の既往
> 成長障害・体重減少
> 繰り返す嘔吐
> 血便
> 下痢(paradoxical diarrhea)
> 腹部膨満
> 腹部腫瘤
> 肛門の形態・位置異常
> 直腸肛門指診の異常
> 脊髄疾患を示唆する神経所見と仙骨部皮膚所見

(日本小児栄養消化器肝臓学会，日本消化管機能研究会編：
小児慢性便秘症診療ガイドライン，p.30，診断と治療社，2013)

　red flags および yellow flags を確認することで，便秘症であるか否かの判断に加えて，基礎疾患の有無，便塞栓(fecal impaction)の有無，増悪因子の有無，難治化の可能性を判断する．これらは適切な治療方針を決定するうえで重要となる．

　特に red flags の項目に該当する場合には，器質的疾患を疑い，専門医療機関へ必ず相談する．

表 2-1-3　最初から薬物治療を併用する，または治療経験の
　　　　　豊富な医師への紹介を考慮すべき徴候(yellow flags)

A	排便自立後であるのに便失禁や漏便を伴う
B	便意があるときに足を交叉させるなど我慢姿勢をとる
C	排便時に肛門を痛がる
D	軟便でも排便回数が少ない(排便回数が週に 2 回以下)
E	排便時に出血する
F	直腸脱などの肛門部所見を併発している
G	画像検査で結腸・直腸の拡張を認める
H	病悩期間または経過が長い
I	他院での通常の便秘治療で速やかに改善しなかった

(日本小児栄養消化器肝臓学会，日本消化管機能研究会編：小児慢性便秘症診療
ガイドライン，p.33，診断と治療社，2013)

■ 便塞栓を見逃さない

　便塞栓の有無は，その後の治療方針決定にかかわるため，とても重要である．治療が上手くいかない症例の多くは，便塞栓を見逃している．**表 2-1-4**[3,4)]に便塞栓を疑う徴候を示す．非常に大きな便塞栓がある場合には，腹壁からの触診でもわかるが，場合によっては直腸指診が必要となる場合がある．また，直腸診を嫌がる子供達では腹部単純 X 線検査，腹部超音波検査が有用である．ただし，外来で画像検査や直腸指診が難しい場合には，症状から便塞栓を疑い，「便塞栓あり」として治療を進めることはまったく問題ない．

❷ 治療開始の判断

　診断は Rome Ⅳ 診断基準を参考に行うが，Rome Ⅳ 診断基準に合致しなくても，排便回数が少ない，または排便に苦痛を伴う症例を便秘と診断し，治療の対象とすることはまったく問題ない．また，身体所見や画像検査によって便貯留が確認される場合にも，便秘の存在を強く疑う必要がある．特に画像上，直腸に大きな便塊を認める場合，直腸に便塊はなくても直腸が拡張している場合には，便塞栓を伴う便秘症を強く示唆する．

　予後のところで述べたとおり，早期治療は子供達の予後を大きく改善する可能性がある．したがって，「先手必勝，お手付きあり」の精神で，便秘だと

表2-1-4　便塞栓(fecal impaction)を疑う徴候

① 腹部触診で便塊を触知する
② 直腸指診で便塊を触知する
③ 画像上，直腸に便塊を認める
④ いきんでいるが出ないとの訴えがある
⑤ overflow incontinence(漏便)がある
⑥ 少量の硬い便が出ている
⑦ 最後の排便から5日以上経っている
⑧ うんちがなかなか出ないのに，下痢便
⑨ おしっこはトイレでできるのに，うんちはい
　つまでたっても漏らしてしまう

(文献3, 4を参考に作成)

思ったら，躊躇なく治療を開始したほうがよい.

参考文献
1) Benninga MA, Faure C, Hyman PE, St James Roberts I, Schechter NL, Nurko S：Childhood functional gastrointestinal disorders：neonate/toddler. Gastroenterology, 150：1443-1455, 2016.
2) Hyams JS, Di Lorenzo C, Saps M, Shulman RJ, Staiano A, van Tilburg M：Childhood Functional Gastrointestinal Disorders：Child/Adolescent. Gastroenterology, 150：1456-1468, 2016.
3) 日本小児栄養消化器肝臓学会，日本消化管機能研究会編：小児慢性便秘症診療ガイドライン，診断と治療社，2013.
4) 十河剛：子供のためのうんち学—さあ、今からウンチについて語ろう—便秘編：子供の便秘について学ぶ本，SBAI出版(Kindle版), 2018.

問診のしかた
― 話したいこといっぱいのお母さんから
重要な情報を漏らさず聞き出すコツ

　外来に来る便秘の子供をもつお母さん達は，話したいことがたくさん．なぜなら，今までちゃんと話を聞いてくれる人がいなかったから．だから，話し始めると機関銃のように止まらずに話し続ける人が多い．しかし，頭の中は整理されておらず，一貫性がなかったり，とても重要な情報を大したことない情報だと思って話さなかったり，誰かへの不平不満を無限ループのように話したりする．したがって，医師がお母さんの気持ちを受け止めてあげつつも，順序立てて話を聞いていく必要がある．

❶ 承認する
　　―まずはお母さん・お父さんの今までの努力や苦労を受け止める

　便秘診療ではないが，筆者もお母さんの努力を受け止めずに外来で怒鳴られた経験がある．救急外来に発熱の子供を連れて，あるお母さんがやって来た．見ると，子供の前額部，腋下，鼠径部に，発熱時用の冷却ジェルシートが貼られていた．最近はどうかわからないが，当時は子供の発熱時には冷却ジェルシートを腋下や鼠径部に貼るように育児書に書いてあった．理論的に考えて冷却ジェルシートで解熱するはずがない．救急外来なので，さらっと診察を終えた．

　「おそらく，風邪でしょうね．熱はありますが，元気そうなので，まずは体を冷やしてあげましょう．解熱薬は本人がつらそうにしていたら使ってくださいね」．筆者がそう説明すると，お母さんはやや安心したようで顔つきが和らいだ．続けて，具体的な冷却方法を説明しようとして，「冷却ジェルシートを貼ってますけど，これは意味がないから…」と筆者が言った瞬間に，

目の前のお母さんは烈火のごとく怒鳴り始めた.「失礼じゃないですか‼　意味がないって何ですか‼　謝れ！」.

　小児科医からすれば,子供は発熱するものだし,元気があって食事や水分が摂れていれば,翌朝受診でも全然構わないのだが,医学知識のないお母さんからすれば,そうではない.体中に貼られた冷却ジェルシートは,お母さんの不安であり,子供への愛情であったのに,筆者の「意味がない」との言葉は,お母さん自体を否定する言葉ととらえられたのだろうと,コーチングを学んだ今となっては理解できる.筆者にとっては「意味がない＝効果がない」だが,お母さんからしたら「意味がない＝自己否定」だったのである.

■ 問診時の魔法の言葉

　さて,話を便秘に戻すが,予後のところでも述べたとおり,便秘の子供をもつお母さん達は誰にも相談できずに,1人で悩みを抱えていることが少なくない.したがって,まずはお母さん達のがんばりに対して敬意をもって受け止めてほしい.

　「そうだよね.大変だったよね.いろいろ話したいことはあると思うけど(すごく重要な話をたくさんされていたけど),順番に整理させてくださいね」

　この言葉を入れるだけで,機関銃のように話していたお母さんも話を止めてくれる.問診をしていると,再度,機関銃が発射されることもあるが,そのときは,

　「順番に聞いていきますね」

というと,お母さんは,この後ちゃんと聞いてもらえるんだと納得して,こちらのペースで問診ができる.

　「そうだよね.大変だったよね.いろいろ話したいことはあると思うけど(すごく重要な話をたくさんされていたけど),順番に整理させてくださいね」

　この魔法の言葉は,ぜひ習得していただきたい.

さらに，延々と前医，幼稚園・保育所，学校などへの恨みつらみを話してくる場合がある．そのような場合に，「でも」「だけど」「だって」などのいわゆる，"D言葉"を使うのは禁忌である．かといって，親御さん達の恨みつらみをそのまま受け取ってしまうと，親御さん達は，「相手を非難する言葉に同意をもらえた，相手を一緒に非難してくれる仲間である」と間違った認識をされてしまいかねない．したがって，そのような場合の魔法の言葉は，

「そうだよね．そんなことがあったら，そう思っちゃう(考えちゃう)よね」

これは相手がそう感じてしまったこと，そう考えてしまったことを認めているだけなので，相手の考えに同意したことにはならない．

ちょっとしたコツで相手の受け取り方も変わってくる．これもコーチングの基本テクニックの1つである．

❷ 初診時の問診事項

❶ 周産期歴

小児科医としては基本だが，母子手帳を確認しながら見ていく．それと同時に，成長曲線も書いて，体重増加不良，成長障害がないかも確認する．

❷ 胎便排泄遅延の有無

ほぼ100％母子手帳に記載はない．ぜひ母子手帳には胎便排泄の時間を記載する欄を作っていただきたい．お母さんへは「赤ちゃんが生まれて初めてしたうんちはいつですか？」と聞いてもよいが，覚えていないお母さんも多い．できるだけ思い出してもらえる工夫として，

「赤ちゃんは，通常は生まれた日か，その次の日くらいに真っ黒いうんちをするんだけど，いつだったか覚えています？」

という聞き方をしている．時間と便の色という情報を付け加えて聞くだけで，記憶を辿りやすくなる．しかし，中には帝王切開であったり，母児別室

であったりで胎便を自分で確認できないこともある．そのような場合には，

　「産院に入院中に，赤ちゃんのうんちがなかなか出ませんとか，おなかが張っているとかいうことを看護師さんや助産師さんに言われたかな？」

　この質問で「ありません」という答えが得られれば，大抵は胎便排泄遅延はない．

　また，この質問には他にも使い方がある．

　「生まれてすぐから便秘だったんです」という訴えで来院した場合に，

　「産院に入院中に，赤ちゃんのうんちがなかなか出ませんとか，おなかが張っているとかいうことを看護師さんや助産師さんに言われたかな？」

と聞いてみると，大抵は「ありません」と答える．親御さんの言う「生まれてすぐ」は，本当に生まれてすぐとはかぎらない．

　もしも，「はい」と答えた場合には，さらに詳しく聞いていくことで，本当の発症時期がわかる．産科で人工乳を与えられていて，産科入院中から便が出にくい，もしくは腹部膨満がある場合には，Hirschsprung病などの器質的疾患や牛乳アレルギーによる便秘を疑う．

❸ 栄養と排便状況（排便回数，便性，量）の確認

■ 栄養方法の確認

　人工栄養，完全母乳栄養もしくは混合栄養かを聞いていく．「母乳栄養です」と答えても，「1回もミルクをあげたことはないですか？」と聞くと，「夜に1回だけミルクを足します」や「たまに出かけるときだけ，ミルクをあげます」などと答えることがある．ここで納得せずに，「たまにってどれくらい？，1週間に1回くらい？，1ヵ月に1回くらい？」と，「たまに」がどれくらいかを確認してほしい．「たまに」が2〜3日に1回の場合もあれば，2〜3ヵ月に1回の場合もある．「たまに」の使い方は十人十色だ．人工栄養から母乳栄養，もしくは母乳栄養から人工栄養など，栄養方法が変わった場合には，「いつから？」も必ず聞いてほしい．排便状況の変化と栄養方法の変化の時期が

重なるようであれば，病態診断につながる．

■ 時系列で排便状況を確認していく

それから時系列で聞いていく．

「最初に母乳もしくはミルクだけのときは，べちょべちょのうんちで，」
「多いと1日10回くらい，少ないと2〜3日に1回くらいということもあるけれども，」
「母乳もしくはミルクだけの時期は，どんなうんちが1日に何回くらい出ていました？」

と聞いてみる．聞く時のコツは，カギ括弧で区切ったような場所で言葉に間をあけて質問してみることである．これは相手に考えてもらう余裕を与えることと，同意もしくは「違いました」などと返事をする余裕を与えるためである．

この母乳もしくはミルクだけの時期に有形便が出てくるようであれば，囊胞線維症（cystic fibrosis）などの何か特殊な病態を考える必要がある．

また，「うんちの量は，おむつにべちゃって広がるくらい？」などと便の量を聞いてみてもよい．

排便回数は，母乳と人工栄養とでは異なるので，**表2-2-1** を参考に正常か異常かを判断する．腹部膨満を主訴に来院した場合には，これと合わせて，おなかが張った感じなども聞いてみる．「（綿棒）浣腸をしないと出ない」

表2-2-1 健常児の排便回数

年齢		排便回数（/週）	排便回数（/日）
0〜3ヵ月	母乳栄養児	5〜40	2.9
	人工乳栄養児	5〜28	2.0
6〜12ヵ月		5〜28	1.8
1〜3歳		4〜21	1.4
3歳以上		3〜14	1.0

(Fontana M,Bianchi C,Cataldo F,et al:Acta Paediatr Scand, 78:682-684, 1980)

コロコロ うんち	1	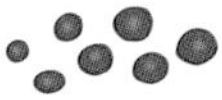	硬くてコロコロの兎糞状の(排 便困難な)便
ゴツゴツ バナナ	2	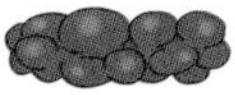	ソーセージ状であるが硬い便
ひび割れ バナナ	3	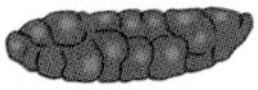	表面にひび割れのあるソーセー ジ状の便
つるっと バナナ	4	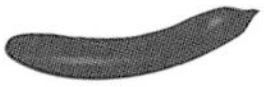	表面が滑らかで軟らかいソー セージ状,あるいは蛇のような とぐろを巻く便
ふわふわ バナナ	5	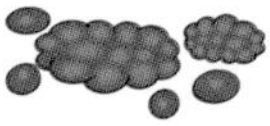	はっきりとしたしわのある軟ら かい半分固形の(容易に排便で きる)便
ドロドロ うんち	6	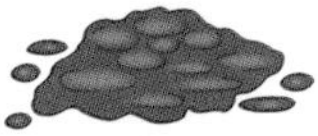	境界がほぐれて,ふにゃふにゃ の不定形の小片便,泥状便
お水 うんち	7	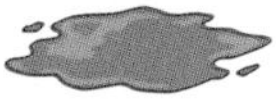	水様で,固形物を含まない液体 状の便

図2-2-1 Bristol便スケール

という訴えが最初にあれば,この時期に(綿棒)浣腸は必要であったかどうか
も聞いてみる.

　次に「離乳食はいつからですか?」「どんなものを与えましたか?」を聞い
てみる.ここで「パン粥です」と答えた場合には,パンに乳製品は含まれてい
なかったかも含めて乳製品の摂取状況を確認する.乳製品摂取時期と便秘開
始時期が重なっていれば,牛乳アレルギーによる便秘を強く疑う.

　ここで「離乳食が始まって,しばらくするとうんちが段々と硬くなってき
たと思いますが,どうですか?」と,離乳食開始後の便性の変化を確認する.
Bristol便スケール(**図2-2-1**)を見せて,該当する番号を言ってもらっても
よい.

　また「うんちが硬くなってくると,赤ちゃんはまだ上手にいきんでお尻の

穴をゆるめることができないので，うんちが出しにくくなってきたり，うんちの回数が減ったりするけど，どうでした？」と排便回数を聞いてみる．便秘で外来を受診する子供は，このあたりから排便回数が減ってくることが多い．「うんちが出なくて浣腸をしてもらいました」なんてエピソードも出てくることが多い．

「汗だくになって，なかなかうんちが出せなかったりということはありませんでした？」

「お尻が切れて血が出たりとかは？」などと，排便困難や裂肛の具体的なエピソードも聞いてみる．

「2歳くらいになって，トイレットトレーニングの時期になってくると，今度はうんちを我慢できるようになるんだけど」と，2歳前後の話を聞いてみる．

「トイレットトレーニングで嫌な思いをしたり，うんちを出すときに痛かったり，ウォシュレットの音が怖いとか，理由はいろいろだけど，うんちを我慢して便秘になっちゃうことがあるけれど，どうですか？」と，排便我慢のきっかけを例示しながら聞いてみる．すると，トイレットトレーニング時のエピソードや排便我慢を始めたきっかけが聞き出せる．ここで排便我慢のきっかけを例示してあげることで，意外な排便我慢のきっかけを聞き出すことができるので，知っている限りの例を出してみてもよい．

次に，集団生活に入った段階での排便状況の変化を聞いてみる．

「幼稚園に行ったり，学校に行ったりするようになると，好きなタイミングでうんちができなくなることがあるけれども，その頃はどうだっただろうか？」

2歳前に保育所に入所している子供は，トイレットトレーニングの前に聞いてみてもよい．「幼稚園（保育所）ではうんちを絶対にしない」＝「排便我慢」という子は少なくない．また，トイレットトレーニングが完了して，1人でトイレに行くようになると，養育者が患児の排便状況を把握できなくなるのもこの時期からである．

トイレに入っている時間を聞いてみるのもよい．「トイレの時間が長い」≒

「うんちが出しにくい」かもしれない.

■ 現在の排便状況を確認する

　ここまで時系列で排便状況を確認する問診方法を質問例を示しながら説明したが，便秘発症の時期がある程度同定されたら，現在の排便状況を確認してもよい．ただし，これもできるだけ具体的に聞いていく必要がある．

　×(悪い例)「毎日うんちは出ている？」

　理由は「毎日」の認識が人によって異なるから，また soiling や overflow incontinence を「毎日排便」ととらえている養育者・患児もいるからである．

　○(良い例)「週に何回くらいうんちが出ていますか？　どれくらいの量が
　　　　　　 出ていますか？　硬さは？」

　というように，具体性をもって聞いていく．不思議なことに「週に何日(回)うんちが出ているか？」と聞いても，「わからない」と答えた場合に，「週に何日うんちが出ない日がありますか？」と聞くと，すんなり答えられることが多い．

　受診前に薬物治療が始まっている場合には，治療開始前後での排便状況(排便回数，便性，量)を確認する.

❹ 大きな，もしくは太い便の既往

　「こんな大きくて硬いうんちが出たことはありますか？」と，手でテニスボールくらいの丸い形を作って聞いてみてもよい．

　「ジャガイモやニンジンみたいな硬くて大きいうんちは出ますか？」という聞き方もある．

　「トイレが詰まっちゃうような大きなうんちをしたことがありますか？」と聞いてみてもよい．トイレが詰まってしまって業者を呼んだ，割りばしでうんちを砕いてから流す，水が便器からあふれそうになって焦ったなど，いろいろな話が聞けるかもしれない．

❺ 裂肛の既往

「お尻が切れてうんちに血が付いていたり，紙に血が付いていたりすることはありますか？」

この質問は，小学生くらいになると本人に聞かなければわからない．しかし，「わからない」と答える子のなんと多いことか‼　うんちも見ないし，お尻を拭いた紙も見ない子が結構な数でいるのである．「見ていないからわからない」と答えた場合には，今後の治療で便性・便量を観察してもらう必要があるため，この時点で「うんちの観察の大切さ」を説明する．

❻ 排便時痛の既往

「うんちをするときにお尻が痛くなりませんか？」

裂肛があっても必ずしも痛がらないこともある．トイレが真っ赤に染まるくらいの出血でも本人はまったく痛がらないことはざらである．逆に出血はなくても，硬い糞便が肛門を通過するときに痛がる子もいる．便性や大きさ，出血などと絡めて問診する．

❼ 排便困難

「『ウ～ン』とがんばったら，すぐにうんちは出ますか？」
「『ウ～ン』とがんばらなくても，すぐにうんちは出ますか？」
「『ウ～ン』とがんばっても，なかなかうんちが出ないことがありますか？」
「『うんちしたいな』と思ったら，すぐにうんちは出ますか？」

など聞き方はいろいろある．すぐに答えられなかったり，答えが曖昧だったりするときには上記の聞き方の選択肢の中で変えて聞いてみてもよい．

❽ 腹痛，嘔吐・逆流（呑酸，胸やけ）

排便前の腸蠕動を腹痛と訴える場合もあるので注意が必要ではあるが，そ

の腹痛が日常生活に支障を与えているかを確認する．腹痛を訴えて，すぐに排便して，排便後は楽になるのであれば問題はない．しかし，頻度は週2〜3回でも排便に1時間くらいかかり，トイレに籠りっきりになり，学校にも遅刻することがあるというのでは，やはり問題である．

腹痛の頻度や時間，食事や排便との関連，排便に要する時間なども聞く必要がある．

吐き気や嘔吐，呑酸，胸やけの有無も確認する必要がある．胃食道逆流の症状として，「のど(胸)につっかかる感じ」を訴える子もいる．

❾ 排便我慢

排便我慢が進行すると，両下肢をクロスしてお尻を締めたり，海老反りしてお尻を締めたりするようになる．両膝を伸ばして，お尻と両下肢を床に密着させて排便を我慢する子もいる．

「足をクロスしたり，そっくり返ってお尻をぎゅーっと締めたりして，うんちを我慢することはありますか？」

などと具体例を示して聞いてみる．「部屋の隅の自分のお気に入りの場所で隠れてします」というような答えが返ってくることが多いが，これは排便我慢とは異なる．

このような排便忌避とも呼べる排便我慢は，苦痛なく排便ができることがわかると，自然とやらなくなる．

❿ 食欲，食習慣

慢性便秘症では，食欲が低下していることがあるが，そもそも経過が長いので気づいていないことも少なくない．治療をして，毎日排便するようになると，「すごく食欲が出てきた」と驚かれることがある．

食習慣の確認も重要である．朝食を食べない子，極端な偏食のある子，乳製品の過剰摂取などは便秘の増悪因子となる．特に自閉スペクトラム症，もしくはその傾向のある子供達では，独特のこだわりから極端な偏食となり，

便秘の原因になっていることがある.

　また，「便秘にはヨーグルトがよい」，「便秘には乳製品がよい」という都市伝説的なものが巷に流布しているが，乳製品を過剰摂取することで，相対的に食物繊維が不足し，便秘の原因となっている場合には，乳製品を制限するだけで排便状況が改善することがある．牛乳の代わりに豆乳をたくさん飲ませている症例も見受けられるが，これも乳製品と同じ理由で，制限が有効な場合がある．

⑪ トイレットトレーニングの進み具合

　排尿と排便とに分けて聞く必要がある．慢性便秘症の子供ではトイレットトレーニングは一般に遅れがちであり，排便のときのみ，おむつに履き替えてから排便する子も多い．

　また，夜尿の原因が便秘であることもあるため，トイレでの排便が確立した後の子供では，夜尿・遺尿の有無も聞く．

　トイレで排便ができるようになったにもかかわらず，うんちを漏らす子もいる．このような症例では，便塞栓（fecal impaction）が存在する可能性が高い．

　どのようなトイレットトレーニングを行っているかも重要である．例えば，保育所や幼稚園で無理矢理トイレに座らされていたり，パンツとズボンを脱がされたまま日中を過ごすように指導されていたりと，子供達をトイレ嫌いにさせてしまうようなトレーニングをしている症例が，ときに見受けられる．

　補助便座は使用しているか?，足台は使用しているか?，なども重要である．

　筆者はトイレットトレーニングを便秘治療の一環としてとらえているが，現状を把握することは，改善策を提案するためにも重要である．

⑫ 既往歴，薬物投与歴

　疾患によっては，疾患特性として便秘になりやすいものがある．21トリソミーでは，筋力が弱いことから便秘になりやすい．自閉スペクトラム症などの発達障害のある子供達は，排便に関心が向かない，独特のこだわりがあ

表 2-2-2　再診以降の外来での問診事項

- 服薬状況
- 排便回数・便量
- 便性(Bristol スケール 4〜5 を目指す)
- 大きな塊の便の有無
- いきみ(排便時間)
- 排便時痛の有無
- 裂肛(出血)の有無
- 排便我慢の有無
- 漏便(overflow incontinence)の有無
- トイレットトレーニングの進み具合

る，特殊な食癖などから便秘になりやすく，かつ難治となる．

　また，薬物の中には便秘を起こすものがある．β_2刺激薬，抗てんかん薬など，日常的もしくは頻回に使用するものがあると慢性便秘症の原因となりうる．抗菌薬は，下痢をする症例が多いが，便秘になる子供達もかなりの数で存在する．

　食物アレルギー歴の聴取も重要である．経口免疫寛容を誘導する目的で食物負荷を行っている子供では便秘を発症することがある．また，乳幼児期の牛乳アレルギーによる便秘は比較的よくみられる．

⑬ 家族歴

　遺伝かどうかは定かではないが，便秘症には家族集積性があると言われている．すなわち，患児の両親，同胞が便秘症であることが多い．

　ここまで初診時の問診事項について解説したが，再診以降は**表 2-2-2**に示すような事項を中心に，問診で確認しながら診療を進める．

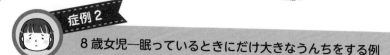

現病歴　患児は肝機能異常のため，専門外来へ3年ほど通院していた．肝機能は正常となり，専門外来を終診とすることになった．

経過　すると母親から「全然，肝臓とは関係ない話なんですが，この子，寝ているときしかうんちをしないんです．いろんな病院に相談したんですけど，『わからない』と言われてしまって困っているんです．わかりますか？」と相談を受けた．起きているときには排便はしないのかと聞くと，「毎日，寝ているうちにソフトボールみたいな大きな硬いうんちをパンツの中でしているんです．昼間には全然うんちはしません」とのこと．本人に聞いても，寝ている間だから，うんちをしたのは覚えていないとのこと．「それ，多分，便秘ですよ」というと，母親は「えっ？　便秘ですか!?」と半信半疑．ピコスルファートナトリウム内用液を10滴，連日投与を開始し，2週間後に再診予約をした．2週間後に再診すると，満面の笑みの母親は「先生，毎日トイレでうんちするようになりました！」とのこと．

考察・ポイント　おそらく便塞栓による overflow incontinence に近い病態であったと思われる．通常，便塞栓がある場合には便塞栓除去を行ってから薬物治療を開始するが，本症例では毎日ソフトボール大の便を排泄できていることから，刺激性下剤で排泄可能と判断した．

3 必要な検査

❶ 身体所見

　成長曲線は必ずつける．乳幼児では筋緊張低下がないか，運動発達は遅れていないかを評価する．特に脊髄脂肪腫などの病変がある場合には，下肢筋力が低下することがある．腹部では，圧痛の有無，膨満の有無，便塊の有無を評価する．仙骨部の観察も行い，dimple の有無なども評価する．

❷ 肛門視診

　慢性便秘症の子供達の中には，繰り返し浣腸されたためにお尻を見せることに強い恐怖を感じ，頑なに拒絶する子が少なくない．このような子供達の肛門周囲の観察や直腸指診を行う際には，子供自身に十分な説明をしてから行う．無理矢理観察すると，子供達との信頼関係を最初から崩してしまうことになるため，絶対に避ける．

　肛門の位置異常，肛門または下着に存在する便，紅斑，皮膚びらん（p.24，**図 1-3-2**），スキンタグ（見張りいぼ），肛門裂傷（裂肛），仙骨部の陥凹の有無を観察する．肛門の位置の基準値を**図 2-3-1** に示す．

　肛門位置が正常より前方にある場合には低位鎖肛を疑い，小児外科医へ相談する．

　肛門裂傷（裂肛）は，親指と人差し指を肛門周囲の3時，9時方向に当てて指で肛門を広げながら観察すると見やすい（腹側が0時，背側が6時）．裂肛は0時，6時方向に多い．

　見張りいぼは，肛門の0時方向に多く，6時方向にみられることもある．

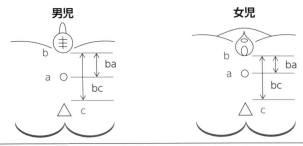

```
a. 肛門開口の中心
b. 陰嚢後縁（陰嚢縫線と陰嚢後線の交点）（男児），後陰唇交連（女児）
c. 尾骨先端
```

ba 長 / bc 長で計測する.
正常開口位置　男児：0.55，女児：0.35

図 2-3-1　肛門開口部位の計測法

（及川愛里，十河剛：小児外科，46：911-916, 2014）

裂肛を繰り返したことにより発生すると考えられる．裂傷部から感染し，炎症を起こすと腫大して痛みを訴えるため，外痔核と間違えられることがある．嫌がらずに観察させてくれる場合には，肛門まばたき反応(anal wink)の有無を観察する．肛門まばたき反応は，肛門の両側皮膚表面を指で刺激することで肛門括約筋が収縮する肛門皮膚反射で，S2-4 の仙骨神経障害ではこの反応が認められない．暴れたり，嫌がってお尻を締めたりしていると，肛門まばたき反応は観察されないことがある．

③ 直腸指診

直腸指診では，肛門狭窄または糞便塊の有無を評価する．乳幼児では小指を，年長児では人差し指を用いる．肛門管を通って直腸に指を挿入すると，一瞬，肛門の収縮で指が締め付けられるような感触が伝わってくることがあるが，通常，しばらくすると肛門は弛緩する．

狭いバンド状に締め付けられるような肛門狭窄があれば，低位鎖肛を疑い，小児外科医へ相談する．

直腸から指を引き抜いた後の吹き出すような便の排出は，Hirschsprung 病

を示唆するため，こちらも肛門内圧検査などの検査ができる施設へ紹介が必要となる．

硬い大きな糞便塊，もしくは硬くて丸い糞便塊を大量に触知する場合には，便塞栓（fecal impaction）である．

英国国立医療技術評価機構（NICE）のガイドラインでは，基礎疾患がある可能性を示す病歴 and/or 身体所見で red flags がみられる1歳以上の小児または若年者に対しては直腸指診を行わず，専門医療機関へ紹介することを推奨している．

❹ 腹部単純 X 線検査

小児慢性機能性便秘症診療ガイドラインでは，「腹部単純 X 線写真はイレウスや便秘症をきたす基礎疾患を除外する必要があるとき，難治傾向のため腹部全体の便貯留を評価する必要があるとき，直腸指診が不可能な症例で fecal impaction が疑われる場合に行う」ことが推奨されている．また，「その有用性は便秘症それ自体の評価に関しては限定したものである」とも述べられている．

筆者の施設の外来では，「便秘」として紹介された子供達には原則として全例で診察前に腹部単純 X 線検査（正面立位，臥位）を撮影している．放射線技師によっては，立位正面像を撮影する際に，生殖器への被爆量低減目的で骨盤部を撮影しない場合があるため，「骨盤まで含めて」と必ずコメントを入れている．

腹部単純 X 線検査の主な目的は，①便塞栓の有無の確認，②直腸より口側の便貯留の有無と糞便量の確認，③ガス分布異常の有無（基礎疾患の除外）である．筆者が講演などでよく話すのは，腹部単純 X 線検査は，航空写真（衛星写真）のようなもので，全体像を把握することができる．一方で腹部超音波検査は，街角カメラのようなリアルタイムにピンポイントでの評価に適している．

もう1つの目的は，現在の状態を視覚化して患児と養育者に見せることに

より，現状を問題として認識させることができることである．画像を見せながら，どこにどれくらい糞便が溜まっているかを目で確認しながら説明することで治療へのモチベーションが高まる．服薬アドヒアランスが低下してきた際にも，初診時の画像を見せて，「ほら，前はこんなにうんちが溜まっていたけど，今はおなかすっきりじゃん．だから，がんばって薬飲んで，毎日うんち出してすっきりしようね」と話すことにより，治療へのモチベーションを維持することにも利用できる．

❺ アレルギー検査

牛乳アレルギーによる便秘を疑う場合の食物抗原特異的 IgE 検査（牛乳，カゼイン，α-ラクトアルブミン，β-ラクトグロブリン）については，議論のあるところである．特に 1 歳未満の乳児では総 IgE 値が低いため，陽性となることは少ない．陽性の場合には牛乳アレルギーを疑うが，確定診断はできない．

アレルゲン特異的リンパ球刺激試験（ALST）は総 IgE 値が低い，乳児でもアレルギー反応を検出可能ではあるが，保険外診療となるため自費検査である．こちらも ALST 陽性だからといって，牛乳アレルギーとは確定診断できない．特にラクトフェリンは健常児でも陽性率が高いため，筆者の施設ではラクトフェリン単独での ALST 陽性例は，ALST 陰性として扱っている．

ESPGHAN/NASPGHAN 合同ガイドラインでも，アレルギー検査については議論のあるところであるとしている．

筆者は，養育者が希望しない限り，外来でアレルギー検査は実施しない．問診で牛乳アレルギーを疑う場合，もしくは通常の治療に抵抗性の場合に，牛乳タンパク負荷試験と除去試験で牛乳アレルギーによる便秘を診断している．すなわち，2〜4 週間の乳製品完全除去（母乳を与えている場合には母も完全除去）で排便状況が改善すれば，乳製品制限を解除して，再度，乳製品の負荷を 2 週間行う．乳製品負荷により排便状況が増悪すれば，再度，乳製品完全除去を実施し，排便状況が改善すれば，牛乳アレルギーと診断してい

る．母乳を続けるか，加水分解乳へ完全に切り替えるかは，母親の希望を尊重している．

また，2～4週間の除去のみで排便状況が劇的に改善し，養育者が乳製品再負荷を希望しない場合には，そのまま除去を継続する．6ヵ月～1年間は除去を継続している．

❻ 甲状腺機能検査

甲状腺機能低下は便秘症の原因となるが，ルーティンでの甲状腺機能検査は必要ない．red flags陽性の場合に実施する．

❼ 注腸造影

Hirschsprung病の鑑別のために行う検査であるが，こちらもルーティンでの実施は必要ない．通常の治療に抵抗する場合，通常の治療では便塞栓除去が困難な場合に実施している．ガストログラフィン®は新生児の胎便性イレウスの治療として用いられることがあるが，硬い糞便を溶解する効果がある．筆者の施設では，ガストログラフィン®50 mLを微温湯100 mLで2～3倍希釈し，造影している．Hirschsprung病を鑑別するためには，5Frのネラトンカテーテルを肛門縁より5～1 mmほど挿入し，ガストログラフィン®注入直後に，最初に側面像を撮影し，そのまま直腸全体を撮影，S状結腸に造影剤が進んだあたりで正面像を撮影するようにしている．

❽ MRI

ESPGHAN/NASPGHAN合同ガイドラインでは，他の神経学的異常のない難治性便秘患者の脊椎MRIの使用を支持するエビデンスはないと結論づけている．著者の施設では，入院患者でのみ，MRIをスクリーニングで行っている．

便塞栓 (fecal impaction) の診断

❶ 便塞栓を疑う症状

　小児慢性機能性便秘症診療ガイドラインでは，便塞栓 (fecal impaction) の有無を判断する方法として，「fecal impaction を診断するには，詳細な病歴聴取と身体診察を行う」ことを推奨している．そして，**表 2-4-1**[1,2] (再掲) の①〜⑦に該当する場合には便塞栓の存在が疑われると述べている．⑤の overflow incontinence (漏便) の便性状は液状から「ベタベタ」あるいは「ぽろぽろ」までさまざまであり，すえたような強烈な悪臭がある．「遺糞症」「便失禁」と診断されて，筆者の外来へ紹介されることが多い．

　本書ではさらに便塞栓を疑う症状として，「⑧うんちがなかなか出ないのに，下痢便」と「⑨おしっこはトイレでできるのに，うんちはいつまでたっても漏らしてしまう」の 2 項目を追加した (**表 2-4-1** の⑧と⑨).

　2 項目とも，overflow incontinence や paradoxical diarrhea とよばれる症状であり，便塞栓より口側の腸管内圧が高まることにより，糞便が漏れている状態である．⑧の状態になると，「慢性下痢」として筆者の外来へ紹介されてくることがある．⑨に関しては，便塞栓はいきんでも出せないので，排便忌避をしているという側面もある．いずれにせよ，これらの項目が確認できれば，便塞栓を疑う．

❷ 便塞栓の画像検査

　小児慢性機能性便秘症診療ガイドラインでは，「腹部所見が取りづらいあるいは直腸指診が不可能な場合は，腹部 X 線所見が参考となりうる」，また「腹部超音波検査でも直腸拡張度，すなわち直腸便貯留や fecal impaction の判定が可能である」と述べられている．

表 2-4-1 便塞栓（fecal impaction）を疑う徴候

① 腹部触診で便塊を触知する
② 直腸指診で便塊を触知する
③ 画像上，直腸に便塊を認める
④ いきんでいるが出ないとの訴えがある
⑤ overflow incontinence（漏便）がある
⑥ 少量の硬い便が出ている
⑦ 最後の排便から 5 日以上経っている
⑧ うんちがなかなか出ないのに，下痢便
⑨ おしっこはトイレでできるのに，うんちはいつ
　までたっても漏らしてしまう

（文献 1，2 を参考に作成）

　一方，ESPGHAN/NASPGAHN 合同ガイドラインでは，「機能性便秘症の診断のために腹部超音波検査もしくは腹部単純 X 線を用いることを支持する十分なエビデンスがない」，「専門家の意見として，便秘が疑われるが身体所見が信頼できない／不可能な子供には，腹部単純 X 線が使用されることがある」と述べられている．

　筆者の経験では，繰り返し浣腸をされている子供達はお尻を出すことを極端に嫌がり，直腸診をすることで今後の信頼関係を築きにくくしてしまうことがある．また，腹壁からの触診だけでは便塞栓の有無がわからないことのほうが圧倒的に多い．したがって，**画像検査は，便塞栓の有無の判断には極めて重要と考えている**．

　図 2-4-1 の腹部単純 X 線像は，直腸に手拳大の便塊が蓋をしている状態である．口側腸管の便貯留はそれほどでもないが，ガスが多くみられる．この程度の便塞栓であれば，グリセリン浣腸で排泄できる．

　図 2-4-2 は，直腸から下行結腸まで大量の糞便が貯留している．ここまで大きな便塞栓になると，通常のグリセリン浣腸では排泄が難しい．摘便をしても，直腸の糞便が排泄されるのみで，口側に大量に貯留した糞便が下降してきて再び蓋をする形になる．したがって，通常量のグリセリン浣腸を連日行う，成人量のグリセリン浣腸を行う，ガストログラフィン®注腸で便塊を溶かしてからグリセリン浣腸を行うなどの必要がある．

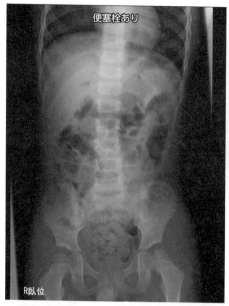

便塞栓あり

R臥位

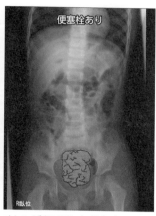

便塞栓あり

R臥位

オレンジ色で示した部分が直腸にある便塞栓.

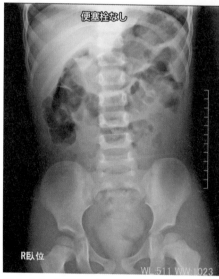

便塞栓なし

R臥位

WL:511 WW:1023

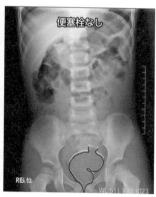

便塞栓なし

R臥位　　　　WL:511 WW:1023

オレンジ色で示した部分が直腸. 便塞栓はなくなっている.

図 2-4-1　手拳大の便塞栓(腹部単純 X 線検査所見)

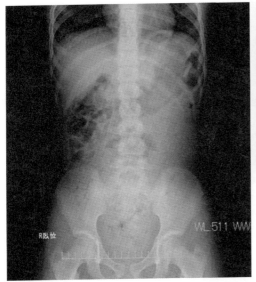
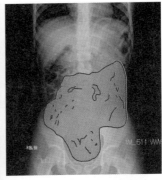

オレンジ色で示した部分が直腸から
下行結腸(大腸の一部)に溜まった便.

図2-4-2 直腸から下行結腸まで貯留した便塞栓(腹部単純X線検査所見)

図2-4-3a は腹部超音波検査であるが，直腸に約5cm径の大きな硬い便塞栓がある．硬い糞便には細かい空気が含まれているため，超音波は表面で反射され，直腸後壁は描出されないのが特徴である．膀胱は大きな便塞栓で圧排されている．**図2-4-3b** は，同じ患児で便塞栓除去を行った後である．硬い便塞栓は抜けて，軟便が直腸に存在するため，後壁が描出されている．硬い糞便はもうないが，直腸横径は約4cmと拡張したままである．ふだんから直腸に便貯留をしている症例や，前日もしくは当日の排便で検査時には便塞栓がない症例などでは，直腸横径は3cm以上に拡張している．したがって，恥骨上縁にプローブを当てて，垂直もしくは5〜10度くらい尾側にプローブを傾けた状態で直腸横径を観察し，3cm以上ある場合には便塞栓を強く疑う．

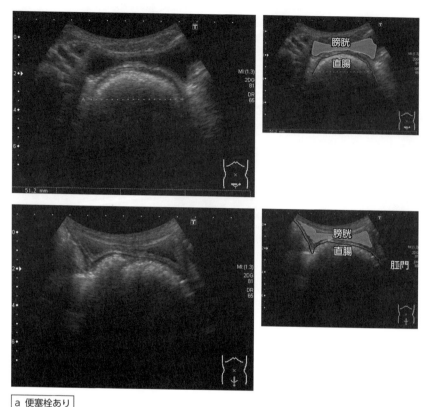

図 2-4-3a　便塞栓（腹部超音波検査所見）

❸ 画像検査による診断に自信がない，もしくは画像検査を行うための 設備がない場合

　問診と身体所見から便塞栓を疑う場合には，診断的治療で後述する便塞栓の治療（p.83）から開始してしまって問題ない．グリセリン浣腸をしても，浣腸液しか排泄されず，糞便が出てこない場合には便塞栓がさらに強く疑われる．便塞栓の有無は治療方針決定と治療効果に大きく影響するため，便塞栓があるかないかはっきりしない場合には，「ある」として治療したほうがよい．

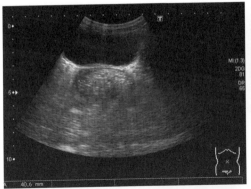
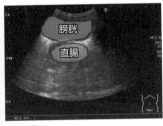
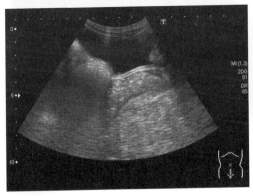
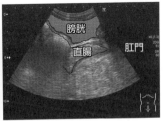

b 便塞栓なし

図 2-4-3b 便塞栓(腹部超音波検査所見)

参考文献

1) 日本小児栄養消化器肝臓学会, 日本消化管機能研究会編：小児慢性便秘症診療ガイドライン, 診断と治療社, 2013.
2) 十河剛：子供のためのうんち学—さあ, 今からウンチについて語ろう—便秘編：子供の便秘について学ぶ本, SBAI 出版(Kindle 版), 2018.

第**3**章

子供の便秘の
治療

1 便秘治療の基本的な考え方

1 便秘治療の三大原則と排便習慣のよい循環

「便秘治療の三大原則」として筆者が提唱しているものがある.

第一の原則
　お尻にフタをしている便塞栓があるときは便塞栓を取り除いて（便塞栓除去）から，薬，食事，生活習慣改善などの他の治療を開始する.
第二の原則
　外したフタは外したままにしておくこと.
第三の原則
　お尻まで降りてきたうんちは我慢せずに出しきる習慣を身につけること.

　治療の流れを**図 3-1-1** にまとめた.
　まず，便塞栓がある場合には，必ず便塞栓を除去してから治療を行う．便塞栓があるかどうか判断がつきかねる場合には，便塞栓があるものとして治療を開始する．これが第一の原則，**図 3-1-1** の最上段にあたる.
　そのうえで，規則正しい生活習慣，規則正しくバランスの取れた食習慣，規則正しい排便習慣を身につける．便塞栓があるにもかかわらず，生活習慣，食習慣，排便習慣の改善を行っても効果は期待できない．そして，薬物療法は，これらの習慣改善のための補助であることを医療従事者，患児・家族が理解する必要がある．薬物療法だけでは，排便コントロールは難しいし，いつまで経っても服薬中止まで到達はできない．これは**図 3-1-1** の中段にあたり，小児慢性機能性便秘症診療ガイドラインでは「維持療法」としているものに該当する.
　そして，規則正しい排便習慣とは，「直腸がふだんは空っぽ，直腸にうんち

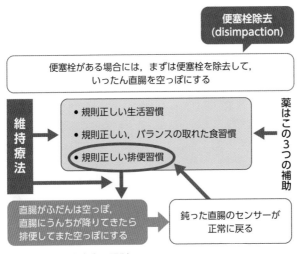

図 3-1-1　便秘治療の原則

が降りてきたら排便してまた空っぽにする」ということであり，これが第二，第三の原則である．この第二，第三の原則を達成するためには，規則正しい生活習慣と規則正しくバランスの取れた食習慣，それらを支える適切な薬物療法が必要となる．規則正しい排便習慣，すなわち「直腸がふだんは空っぽ，直腸にうんちが降りてきたら排便してまた空っぽにする」が継続できるようになると，鈍った直腸のセンサーが正常に戻り，より便意を感じやすくなり，よい排便習慣の循環が回り出す．

❷ 便秘治療のゴール設定 ―SMART の法則で考える

　治療を行うときにあらかじめゴール設定をすることが重要である．ゴールを決めずに治療を開始するのは，旅先を決めずに旅行に行くようなもので，家を出た瞬間から右に行くべきか，左に行くべきかすらわからない状態になる．

　コーチングでは，ゴール設定をする際には「SMART の法則」が用いられる．

　ゴールを明確にするための以下の 5 つの項目の頭文字を取ると SMART となる．

【SMART の法則】
S：Specific　具体的である
　　誰にでもわかる，具体的で明確な表現とする．
M：Measurable　測定可能である
　　ゴールが達成されたことがわかるエビデンスとなるものがあること．
A：Attainable　達成可能である
　　達成不可能な目標はモチベーションを下げるので，達成可能な範囲で順次
　　ゴール設定をしていく．
R：Relevant　（価値観，目的と）関連がある
　　価値観や目的と合致したゴールを設定する必要がある．
T：Time-bound　期限がある
　　期限を区切ってゴール設定を行うことで，具体的な行動につながる．

　さらに，ゴールは肯定文で述べられている必要がある．

　便秘治療のゴール設定も，SMART の法則に当てはめて考えてみるとよい．

　便秘治療のゴールは何段階かに分かれる．治療を始めるときに，まずはど
こを目指すのかを患児・養育者と明確にしておく必要がある．

　以下，SMART の法則に当てはめて解説する．

❶ 便秘治療のゴール 1：便塞栓除去（disimpaction）

　便塞栓がある場合には，まずはこれを除去することが第一目標となる（S：
Specific）．

　初診時，もしくは治療開始後 1 週間以内に達成される必要がある（T：
Time-bound）．

　摘便は，浣腸以上に恐怖心を与えるため，適切ではない（R：Relevant）．

　便塞栓除去ができたことは，排便時のいきみがなくなる，便漏れがなくな
る，腹部に硬い便塊を触知しなくなるなどで確認する（M：Measurable）．

　また，グリセリン浣腸で便塞栓除去を行う場合には，排便した便性・便
量・大きさを確認することでも推測できる．外来でのグリセリン浣腸だけで
難しい場合には，自宅でも浣腸を繰り返し実施してもらうことになる（A：
Attainable）．

❷ 便秘治療のゴール２：苦痛なく排便できる

　慢性便秘症では，過去に排便時に痛い，つらい思いをした経験がある子が多い．そのような子供達は，「うんち＝苦痛，恐怖」と脳にプログラムされており，これが排便忌避，排便我慢の原因になる．苦痛がない排便ができていると，「うんち＝気持ちいい，すっきり」と脳の情報が書き換えられる．

　したがって，規則正しい排便のための第１歩は，苦痛なく排便できる状態を作ってあげることである（S）．

　「いきんでもうんちが出ない」ということがなく，トイレットレーニング前の子であれば，知らない間におむつにうんちが出ている（M）．トイレットトレーニング後の子であれば，便意を感じたらスルッとうんちが出る（M）．お尻が切れて血が出るということがない（M）．お尻を痛がることがない（M）．

　このゴールを達成できる大前提として，便塞栓が除去されている必要がある（A）．

　また，確実に服薬できる薬剤・投与方法を用いる必要がある（A）．

　「嫌がって飲んでくれません」と養育者が訴えているようであれば，まずは投薬方法や処方内容を検討する必要がある（R）．そもそも，服薬できていないことを外来で伝えない養育者もいるので，しっかりと服薬状況を問診する必要がある．

　心理学的には，脳に書き込まれるプログラムは，インパクトの強さと回数によって決定される．例えば，小さい頃に犬に噛まれた人が犬恐怖症になり，成長して大人になっても犬を怖がることがある．人によく慣れた小型犬ですら恐怖を感じ，犬を見ただけで汗が出てきて，心拍数は上がり，逃げ出したくなる．頭では自分に噛み付いた犬とは別の犬で，小さな犬だから仮に噛まれたとしても大したことはないとわかっていても，体が自然に反応してしまう．これは犬に噛まれたというインパクトがあまりにも強烈なために，1回の経験で犬恐怖症を完成させているのである．

　慢性便秘症の子供達は，過去に大きな硬い便を排泄して，痛くてつらい思いをした経験がある子が少なくない．1回の強烈な経験で排便恐怖から便秘になる子もいれば，繰り返しの経験で排便恐怖から便秘症へと進む子もい

る．では，どうすればよいか？　強烈なインパクトで排便の快感を与えることは難しいので，「気持ちいい，すっきり」体験を，可能な限り速やかに，できるだけ多く繰り返すことである（T）．繰り返すことで脳のプログラムが「うんち＝苦痛，恐怖」から，「うんち＝気持ちいい，すっきり」に書き換えられる．

❸ 便秘治療のゴール3：溜め込まない排便習慣の獲得

　前述したように，ゴールは肯定文で述べる必要がある．ゴール3を肯定文に言い換えると，第二，第三の原則「直腸がふだんは空っぽ，直腸にうんちが降りてきたら排便してまた空っぽにする」が継続的に達成できている状態である（S）．「溜め込まない排便習慣」という否定形だと，「おなかが痛くて苦しくても，うんちが漏れちゃっても，うんちを溜め込まなければそれで良し」となってしまう．ゴール3の本当の目的は，直腸のセンサーを回復させることである．

　「直腸がふだんは空っぽ，直腸にうんちが降りてきたら排便してまた空っぽにする」排便習慣，これが数年間持続できることで真の目的の「溜め込まない排便習慣の獲得」が達成できる．これがなかなか難しい．問診からは順調にいっているようでも，エコーで確認すると直腸に糞便を溜め込んでいるということはよくある．

　ゴール3の達成の問診上の目安としては，以下の5つがある．

> ① うんちがパンツに付着することがない
> ② うんちを我慢していない，便意を催したら（おなかが痛くなったら）すぐにトイレに行っている
> ③ 硬い便（Bristol便スケール1〜3）を出すことがない
> ④ 大きな，もしくは太いうんちが出ることがない
> ⑤ 毎日，まとまった排便がある

上記5項目がすべてできている（M）．

　朝が，生理的にはいちばん排便しやすい時間ではあるが，ライフスタイル

に合わせて，1日1回うんちを出し切れていればよい（A，R）．

　決まった時間に排便があったほうがよいが，とにかく，本人が出したいときに出しやすい環境を整えてあげることのほうが重要である（A）．

　「直腸がふだんは空っぽ，直腸にうんちが降りてきたら排便してまた空っぽにする」排便習慣は，可能な限り速やかに身につけたほうがよい．トイレットトレーニング前もしくはトイレットトレーニング中の子であれば，トイレットトレーニング完了までに「直腸がふだんは空っぽ，直腸にうんちが降りてきたら排便してまた空っぽにする」排便習慣を身につける（T）．トイレットトレーニング完了後の子であれば，遅くとも数年以内には「直腸がふだんは空っぽ，直腸にうんちが降りてきたら排便してまた空っぽにする」排便習慣を身につくようにする（T）．

❹ 便秘治療のゴール4：服薬中止

　自閉スペクトラム症や注意欠如・多動症（ADHD），その他に便秘を起こしやすい基礎疾患がある症例などは，ゴール2もしくはゴール3でとどめておいたほうがよい場合もある（p.143）．このような場合を除けば，ゴール4の服薬中止を目指す．そして，多くの親御さん達は早期の服薬中止を希望している．しかし，ゴール3が達成できないとゴール4の達成は難しい（A）．

　早期の服薬中止を希望しているにもかかわらず，ゴール3を忘れて，自己判断で薬を減薬してしまったり，自己中断してしまったりする．当然，ゴール3が達成できていないので，確実に排便回数は減り，おなかの中にたくさんの糞便を溜め込むようになる．ゴール3達成も遠のき，ゴール4は当然，達成できない．

　「『早く薬を止めたい』という気持ちはよ〜くわかりますが，急がば回れですよ」という話を外来では繰り返ししている．山の頂上を最終ゴールとするには着実に一歩一歩登ってっていく必要がある．確かにヘリコプターを使って一気に頂上まで登る方法もあるが，それでもヘリコプターを手配して，ヘリポートに行って，ヘリコプターに乗って…という手順が必要である．しかし，少なからぬ親御さん達は「薬＝体に悪いもの」というビリーフ（信念・価値

観)に縛られ，テレポーテーションか"どこでもドア"を使って頂上に登りたがる．しかし，そんな方法は存在しない．

「薬を早く止めたい気持ちはわかりますが，中途半端な状態で減らしたり止めたりすると，うんちを溜め込む習慣からいつまでたっても抜け出せなくて，そちらのほうが体に悪いですよ」ということを繰り返し伝え，養育者が「近道はないんだ」ということを理解する必要がある(R)．

「服薬が中止できる」とは，服薬や浣腸，坐薬を完全に止めた状態で，数ヵ月から1年間観察し，ゴール3が継続できていることが確認できた状態である(S, M, T)．

服薬を中止する場合は，いきなり中止するのではなく，ゴール3が維持できているかを確認しながら，投薬量を漸減する．

服薬中止のタイミングの1つとして勧めているのが，小学校入学後，学校生活に馴れてきた頃である(T)．2〜4歳くらいから治療を始めた場合は，小学校1年生の9〜10月頃に服薬中止できることを目標とする．ただし，あくまで小学校入学前にゴール3が達成されていることが前提である(A)．

❸ 治療がうまくいっているかどうかの見極めかた ──エビデンスを探せ!!

これまで各ゴールで示した「M：Measurable(測定可能である)」の部分をもう一度確認してほしい(次頁の抜粋を参照)．これらの「M＝ゴールが達成できているエビデンス」が確認できれば，治療は順調に進んでいる．

また，**表2-2-2**(再掲)に外来(再診以降)での問診事項をまとめた．これらの事項を問診で確認することによって，「M＝ゴールが達成できているエビデンス」を確認することができる．筆者は，電子カルテの定型文に**表2-2-2**の項目を入れており，受診ごとに同じことを養育者と子供達に聞いている．繰り返し同じことを外来で聞くので，家庭で気をつけるべきことも自然と養育者の頭にインプットさせていく効果も期待できる．

表 2-2-2　再診以降の外来での問診事項

- 服薬状況
- 排便回数・便量
- 便性(Bristol スケール 4〜5 を目指す)
- 大きな塊の便の有無
- いきみ(排便時間)
- 排便時痛の有無
- 裂肛(出血)の有無
- 排便我慢の有無
- 漏便(overflow incontinence)の有無
- トイレットトレーニングの進み具合

【各ゴールの M(本文中から抜粋)】

下記が達成できていることが確認できれば, 治療は順調に進んでいるとみなす.

- **ゴール 1：便塞栓除去(disimpaction)**

　便塞栓除去ができたことは, 排便時のいきみがなくなる, 便漏れがなくなる, 腹部に硬い便塊を触知しなくなるなどで確認する(M).

- **ゴール 2：苦痛なく排便できる**

　「いきんでもうんちが出ない」ということがなく, トイレットトレーニング前の子であれば, 知らない間におむつにうんちが出ている(M).

　トイレットトレーニング後の子であれば, 便意を感じたらスルっとうんちが出る(M).

　お尻が切れて血が出るということがない(M).

　お尻を痛がることがない(M).

- **ゴール 3：溜め込まない排便習慣の獲得**

　① うんちがパンツに付着することがない

　② うんちを我慢していない, 便意を催したら(おなかが痛くなったら)すぐにトイレに行っている

　③ 硬い便(Bristol 便スケール 1〜3)を出すことがない

　④ 大きな, もしくは太いうんちが出ることがない

　⑤ 毎日, まとまった排便がある

　上記, 5 項目がすべてできている(M).

- **ゴール 4：服薬中止**

　「服薬が中止できる」とは, 服薬や浣腸, 坐薬を完全に止めた状態で, 数ヵ月から 1 年間観察し, ゴール 3 が継続できていることが確認できた状態である(S, M, T).

❹ 「いいね！」をたくさん出してヤル気 UP!!

　いくら医療サイドが一生懸命になっても，養育者 and/or 患児がヤル気になってくれなければ，治療は成功しない．年単位で治療していると，「いつまで治療を続けるんだろう？」という不安な気持ちや，「1 日くらい○○しなくても…」という油断が出てくる．養育者 and/or 患児のヤル気スイッチを押してあげるのも医療サイドの大切な役割である．

　まず，大事なのは「いいね！」をたくさん出してあげることである．Facebook や Instagram などの SNS で，投稿者が「いいね！」をたくさんもらうとヤル気が出るのと同じである．

　目的に合致した方向に少しでも治療が進んでいれば，100 点満点でなくても「いいね！」を出してあげてほしい．そして「いいね！」をたくさん与えたうえで，「○○ができたら，もっとよくなるよね！」と伝えてほしい．人間は，自分が認められているなと思えると（他者からの承認），自己重要感が高まり，自分自身も認めることができるようになり（自己承認），ヤル気スイッチが入る．「いいね！」を与えることは他者への承認であり，養育者 and/or 患児の自己承認へとつながる．養育者 and/or 患児の何かできているところを見つけて「いいね！」をたくさん与えてほしい（下記 Column「目的論と原因論」参照）．

　また，「いいね！」以外に筆者が外来でよく使う言葉は「合格！」である．腹部触診を上手にさせてくれて，腹部に便塊が触れなければ「合格！」．腹部超音波検査で，直腸に糞便を溜め込んでいなければ「合格！」．「合格！」と言うと親子で喜んでもらえる．

● Column ●　目的論と原因論

　「嫌われる勇気」（岸見一郎・古賀史健 著）で有名になったアドラー心理学では，目的論と原因論という考え方をする．

　病院で医療事故が起きると，事故調査委員会が立ち上げられ，原因追及を行い，再発防止策が検討されるのが原因論．患者様からのご意見を元に原因を探り，対応策を考えるのも原因論．どうして？なぜ？が追及されて，再発防止策が出され，場合によっては，個人

の責任が追及される．しかし，個人の責任を追及すると，処罰をおそれて本当の原因を当事者が話さなくなることも起こる．原因論では悪者（事）が決められる．原因を調べることは大事なことではあるけれど，時間が経つと再発防止策だらけになり，仕事の効率が落ちて，スタッフのモチベーションを下げる原因にもなる．何のためにやるのか？その目的が次第に忘れ去られ，ただ決められたマニュアルに縛られて行動するようになり，臨機応変で自由な発想が次第になくなっていく．柔軟性を欠いた「こうしなければいけない」が新たなミスや問題を引き起こす．読者の方々の施設でこのようなことは起こっていないだろうか？

　疾病の治療を行うとき，疾病に対しては原因論でよいけれども，疾病治療にかかわる対人関係（医療従事者－患者，医療従事者－医療従事者など）においては，原因論で解決しようとするとうまくいかない．原因論で解決しようとすると，「あなた 悪い人（加害者）vs. 私 可哀想な人（被害者）」の対立構造／上下関係を作ってしまう．何度言っても私の言うとおりに治療しないあなた 悪い人，何度も同じことを繰り返し言って疲れ果てている私 可哀そうな人，こういう対立構造／上下関係を作ってしまっては治療がうまくいくはずがない．アドラー心理学では原因論は採用しない．

　アドラー心理学が良しとする「目的論」では，自分達のミッションは何か？を原点に戻って考えてみる．ミスの起こった医療行為1つ1つについて，何のためにそれを行うのかをもう一度考えてみる．すると，その目的を達成するためであれば，あんなやり方もできるよね，こんなやり方もできるよね，このときはこうしたらいいよねと，自由な発想で，TPOに合わせた臨機応変な対応が生まれる．みんなで目的を共有しているから，仲間意識も高まるし，未経験の問題に遭遇しても，仲間と一緒に目的に向かって解決策を見つけることができる．何より自由であることは楽しい．結果，医療の質は高まり，安全で良質な医療が提供できる．患者も笑顔，患者の家族も笑顔，医療従事者も笑顔，医療従事者の家族も笑顔，みんな幸せ．これがアドラー心理学の「目的論」の考え方．

　外来に来る度に養育者と子供達へ「○○ができていない」，「△△だから，～になる」とダメ出しをするのが原因論．これではヤル気は下がるばかりである．養育者と子供達が，医療従事者の言うとおりに治療しないのは，SMARTの法則の"R"，つまり価値観と合っていないのかもしれない．目的が理解できていないのかもしれない．そうであれば，もう一度，その治療を行う目的は何か？を考えて，患児と家族のライフスタイル，価値観に合致した治療法に変更してみたほうがよいかもしれない．

　目的に合致した方向に少しでも進んでいれば，100点満点でなくても，「いいね！」を出してあげるのが目的論．「いいね！」をたくさん与えたうえで，「○○ができたら，もっとよくなるよね！」と伝えるのが目的論．人間は，自分が認められているなと思えると（他者からの承認），自己重要感が高まり，自分自身も認めることができるようになり（自己承認），ヤル気スイッチが入る．「いいね！」を与えることは他者への承認であり，養育者 and/or 患児の自己承認へとつながる．

外来でのラポールの形成

　水族館などで調教師がイルカにジャンプを教える場合は，低いところから徐々にバーの高さを上げていき，バーをジャンプして越えることができれば，イルカに餌を与えることを繰り返す．不思議なことに，調教師はイルカがジャンプをしなくても餌を与えるのである．バーを越えられたときだけ餌をイルカに与えていると，イルカはジャンプしなくなってしまう．調教師はイルカに餌を与えることで，ふだんから関係性（ラポール）を構築している．ラポールが築けているからこそ，イルカは技芸を覚えようとする．

　外来での子供達・養育者との関係性においても，ラポールを築いておくことが重要である．そのための1つの方法として，筆者は診療の最後に子供達と必ずハイタッチをする．泣いて嫌がっていた子も，最後はハイタッチをしてくれる．白衣を着ている人＝怖い人，病院の人＝怖い人のままでは，よい治療はできない．

　外来で筆者が子供達とのラポールを築くために行っていることをもう1つ紹介したい．院外処方箋，他院への診療情報提供書，予約表などが診察室の机の上から印刷されると，それを子供達にお願いして取ってもらっている．「お手伝いありがとうございます」と，筆者は子供達にお礼を言う．嫌がる子供はほとんどいない．アドラー心理学では，共同体感覚ということを重視する．「自分が他人のために役に立てた」と感じることができると，人は幸せを感じる．外来でお手伝いをしてもらうことで，便秘治療チームに自分も参加しているという，ある種の共同体に所属しているんだ（所属感），自分はできる（自己信頼），この先生は信頼できる（他者信頼），自分は先生の役に立てる（貢献感）という共同体感覚を感じてもらう．自己信頼，他者信頼，所属感，貢献感があると人は幸せであると，アドラー心理学では考える．外来に小さな共同体を作ることで，子供達とのラポールを作り出すことができる．

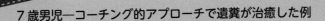

症例3 7歳男児—コーチング的アプローチで遺糞が治癒した例

現病歴　乳児期には1日数回の排便があったが，3~4歳でトイレットトレーニングがうまく進まず，5歳になっても糞便が下着に付着していても気づかないことが何度もあった．近医でピコスルファートナトリウム，ラクツロースを処方されたところ，下着に大量に泥状便を排泄したが，本人は気がつかない様子であった．1年前に大学病院の小児科を受診したが，骨盤MRIで異常なく，浣腸をするようにと指示をされただけであった．家族の希望により，筆者の施設へ紹介受診となった．当科受診1週間前より毎日浣腸して排便させているが，コロコロした糞便が部屋に落ちていることがしばしばであった．

経過　初診時，肛門周囲に糞便が付着している以外は身体所見に異常なく，腹部超音波検査，腹部単純X線検査上も異常はみられなかった．まずは酸化マグネシウム0.66g分2で治療開始した．治療開始2ヵ月後には遺糞はみられなくなった．ところが治療開始5ヵ月後の再診時には，1週間に1回ほど遺糞がみられるようになり，腹部超音波検査では直腸横径は2.51cmと正常だが，直腸には糞便が貯留していた．次第に漏便の頻度も増加してきたため，治療開始から11ヵ月後に注腸造影検査を行ったが，異常はみられなかった．初診から21ヵ月後，量はパンツに糞便が付着する程度に減ったが，やはり遺糞が持続するため，外来で「パンツにうんちを付けないためにする作戦」を患児に考えてもらった．本人からは，①早めにトイレに行く，②うんちをしたくなくても，お尻を拭く，③トイレに行ったら必ずパンツにうんちが付いていないかを確認する，というアイデアが出てきた．さらに確実に①~③を実行するための作戦として，④こまめにトイレに行く，⑤タイマーを使って時間を決めてトイレに行く，というアイデアが出てきた．作戦を立ててから3ヵ月後の再診時には，遺糞は2週間に1回程度になり，6ヵ月後の再診時にはなくなっていた．

考察・ポイント　遺糞がみられる児では，なんらかの理由（以前にひどく叱られたなど）により，排便に関する情報をシャットダウンしてしまい，漏れていても気づかないでいることがある．本症例もその可能性がある．外からの情報をシャットダウンしているので，医療者側からのアドバイスも入らない可能性があるため，コーチング的アプローチで本人に主体的に考えてもらうこととした．

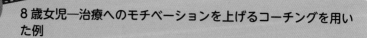

8歳女児―治療へのモチベーションを上げるコーチングを用いた例

現病歴　1歳6ヵ月頃から便秘のため近医で加療されていたが，服薬を継続せず中止してしまっていた．2～3日に1回，Bristol便スケール1の糞便を排泄し，踏ん張ってもなかなか出ない．トイレが詰まるような大きな糞便の排泄はないが，裂肛による出血はある．服薬継続が面倒で途中で服薬を止めてしまうことを繰り返していた．服薬を中止すると，便秘に戻ってしまうとのことで筆者の施設を受診した．

経過　まず本人へ「毎日うんちが出なくて，困ることは何？」と質問したところ，「食べた後に体が重い，走ったときに体が重い」と答えた．次に「毎日うんちが出ると良いことは何？」と質問したところ，「体が軽くなる．走るのが速くなる．リレーの選手に選ばれる．タイムが速くなる．鬼ごっこや縄跳びも軽くなる」と答えた．本人に「どっちがいい？」と聞くと，「体が軽いほうがいい」と答えたので，次に「薬を忘れずに飲み続けられるようにするためにできることはなんだろう？」と聞いてみたところ，「紙に毎日薬を飲むと書いて，薬を置いているところに貼っておく．自分のためだと思う．体が軽くなると思う」との答えが出てきた．「やるぞ！」という気持ちは「今何点？」と聞いてみると「8点」とのことであった．そこで次回の受診までに「やるぞ！」という気持ちが8点から10点になる方法を考えてくるように約束し，モビコール®を処方した．1ヵ月後の再診時，モビコール®1日1～2包内服で，1日1～2回，Bristol便スケール4～6の排便で，裂肛はみられなくなっていた．「やるぞ！」という気持ちを10点にする方法を確認すると，「4年生になってもリレーの選手になれると思う．おなかがシュッとなると思う．おなかが痛くなくなると思う」との答えが得られた．

考察・ポイント　コーチングでは，クライアントが主体的に答えを見つけ，最終的にはコーチがいなくても主体的に行動できることを目指す．今回は服薬コンプライアンス改善のためにコーチングを用いた．表面的には毎日確実に服薬をすること，毎日排便をすることがゴールとなるが，その先の本当の目的を明らかにすること（メタアウトカム）で，よりゴールへ向かって主体的に行動するモチベーションが高まる．また，短期的なモチベーション維持には，不快からの回避が強く作用するが，長期的なモチベーション維持には快楽を追求するほうが強く作用するといわれている．したがって，「毎日うんちが出なくて，困ることは何？」（不快）という質問の次に「毎日うんちが出ると良いことは何？」（快楽）という質問をした．ときに大人からすると「その方法はきっと上手くいかないだろうな」と思われる答えが子供達から出てくることもあるが，決して否定したり，アドバイスしてはいけない．上手くいかないのは失敗ではなく，その方法では上手くいかないということを子供達が学んだだけである．その意識をもつことが大事である．

② 薬物治療の基本

❶ 便塞栓除去（disimpaction）

　図 3-2-1 に便秘の診断・治療のフローチャートを示す.

　繰り返しになるが，便塞栓がある場合にはこれを除去してから，維持療法に入っていく．小児慢性機能性便秘症診療ガイドラインには便塞栓除去に使用される薬剤として酸化マグネシウム，水酸化マグネシウム，ラクツロース，ピコスルファートナトリウム，センノシドが記載されているが，筆者はこれらの薬剤を用いることはお勧めできない．便塞栓がある状態でこれらの薬剤を使用すると，効果がないばかりではなく，不要な苦痛を患児に与え，患児とその家族との信頼関係を壊しかねない．ESPGHAN/NASPGHAN 合同ガイドラインでは，便塞栓除去にはポリエチレングリコール製剤が第一選択薬として用いられており，ポリエチレングリコール 1〜1.5 g/kg/日を 3〜6日間，連日経口投与する.

　わが国では 2018 年 11 月にポリエチレングルコール製剤のモビコール® が発売されたが，国内で承認された用法・用量は維持療法の用量のみであり，便塞栓除去に必要な高用量を最初から投与することは保険適用外となる．したがって，ESPGHAN/NASPGHAN 合同ガイドラインにおいて，ポリエチレングリコール製剤を用いることができない場合の代替策として記載されている，3〜6 日間連続のグリセリン浣腸で，便塞栓除去を実施する.

　ESPGHAN/NASPGHAN 合同ガイドラインでは，ポリエチレングリコール製剤とグリセリン浣腸は，便塞栓に対し同等の効果があると記載されている.

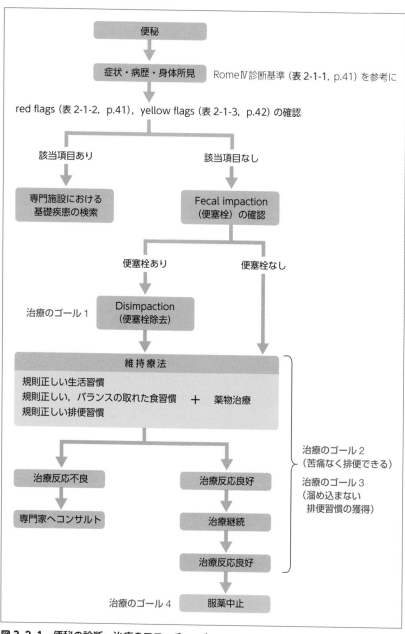

図 3-2-1 便秘の診断・治療のフローチャート

（文献 3 などを参考に作成）

❷ 維持療法

❶ 2歳以上

　便塞栓除去が完了したら，維持療法に移行する．維持療法に用いられる主な薬剤を**表3-2-1**(p.92)に示す．

　欧米では以前よりポリエチレングリコール製剤が使用されており，ESPGHAN/NASPGHAN合同ガイドラインでも，小児慢性機能性便秘症の第一選択薬とされている．わが国でもモビコール®が発売され，欧米で慢性便秘症の維持療法の第一選択薬とされているポリエチレングリコール製剤が使用できるようになった．したがって2歳以上の小児慢性便秘症の維持療法ではモビコール®を使用する．

　モビコール®は，ポリエチレングリコールであるマクロゴール4000と，電解質を配合した製剤であり，主にマクロゴール4000の物理化学的性質により，高い浸透圧効果を有し，消化管内に水分を保持することで，用量依存的に便の排出を促進する．本剤は規定量を内服できていれば，糞便が硬くなって排便困難となることはない．したがって本剤が飲めている限り，原則として浣腸は用いない．本剤が投与できない場合にのみ，従来通りの浸透圧性下剤(緩下剤)(ラクツロースand/or酸化マグネシウム)±刺激性下剤(ピコスルファートナトリウムなど)を用いる．

　モビコール®以外の下剤では，数日間排便がない状態が続くと，内服をしていても糞便中から水分が吸収され，糞便が硬くなり，排便困難となることがある．したがって筆者は，2日間排便がないときには，グリセリン浣腸もしくはビサコジル坐薬で排便させるようにしている．

❷ 2歳未満

　2歳未満の小児に対しては，原則としてラクツロースシロップを投与する．標準的な投与方法は**表3-2-1**(p.92)に示したとおりであるが，「保育所に通っている」などの理由で昼分の投与が難しい場合は，1日1回もしくは2回投与(1日量は0.5〜2 mL/kg)で投与することもある．

ラクツロースシロップが甘過ぎて嫌がる子供達も少なくない．その場合には，酸化マグネシウムを投与する．筆者は 0.03〜0.06 g/kg/日（1 日最大量1 g）を目安に投与している．

酸化マグネシウムは，古来より使われてきたため治験をすることなく，初版日本薬局方に掲載され現在に至っている．しかし近年，成人，主に高齢者において，酸化マグネシウム製剤の服用との因果関係が否定できない高マグネシウム血症による死亡事例が報告され，2015 年 10 月，厚生労働省医薬・生活衛生局が，医療従事者に注意喚起するための添付文書改訂を求める通知を日本製薬団体連合会に指示した．本件に関連し，小児慢性機能性便秘症診療ガイドライン作成委員会は「酸化マグネシウム製剤服用中の高マグネシウム血症に関する提言」（http://www.jspghan.org/constipation/magnesium_medical/index.html）を発表した．同委員会は，「便秘のほかに基礎疾患や原因がなく，小児の一般的な用法・用量にしたがって酸化マグネシウム製剤を服用している患者では，酸化マグネシウム製剤の服用によって危険なレベルの高マグネシウム血症がおこることは極めてまれなことであり，便秘症に対して有効性が認められている場合には，一般的に有益性をうわまわる危険性があるとは考えられない」と結論付けた．筆者も同提言作成に関与しており，本書に記載した程度の酸化マグネシウムの投与量であれば，基礎疾患や高マグネシウム血症を引き起こす原因がなければ，問題ないと考えている．

❸ 主要薬剤の使い分け

小児の慢性便秘症の維持療法ではモビコール®，ピコスルファートナトリウム，ラクツロース，酸化マグネシウム，ビサコジル坐薬，グリセリン浣腸の効果的な投与方法と特徴（**表 3-2-2**, p.95）を知っていれば，9 割以上の症例に対応可能である．

前述のとおり，便塞栓除去にはグリセリン浣腸，維持療法（2 歳以上）にはモビコール®を使用するのが基本である．そのうえで，年齢や病態，ライフスタイルなどを考慮し，他の薬剤を使用する．

2 歳未満の小児であれば，排便我慢はまだ難しい年齢であるため，刺激性

下剤で腸管蠕動を亢進させる必要はない．ラクツロースもしくは酸化マグネシウムのみで十分であることが多い．浸透圧性下剤（緩下剤）のみで排便回数が増えてこないような場合には，刺激性下剤であるピコスルファートナトリウムを追加する．

ラクツロースの内服を嫌がる場合には酸化マグネシウムに変更し，酸化マグネシウム内服を嫌がる場合にはラクツロースに変更する．両方とも嫌がる場合には，無味無臭であるピコスルファートナトリウムに変更する．

ピコスルファートナトリウムを使用している患児が，学校にいるうちに便意を催すことを嫌がる場合には，排便時間がコントロールしやすいビサコジル坐薬を使用してもよい．坐薬を使用することに患児が抵抗するならば，モビコール®を溶解する飲み物を工夫して，患児が飲みやすい飲料を探してみるとよい（p.166，Column 参照）．

目的は便秘治療の三大原則を達成することであるので，目的を外れない限り自由な発想で治療すればよい．

❹ 上皮機能変容薬

近年，便秘治療薬として上皮機能変容薬というカテゴリーの薬剤が発売されており，成人で使用されている（**表 3-2-1**，p.92）．小児でも小学校高学年以降の年長児であれば，使用することも選択肢に入る．

ルビプロストンは，腸管粘膜上の ClC-2 クロライドイオンチャネルを活性化し，小腸腸管内腔への Cl^- 輸送により浸透圧を生じさせ腸液の分泌を促進する．その結果，便の水分含有量が増え柔軟化，腸管内輸送が促され，自然な排便が得られる．しかし，筆者らが小児例に投与した経験では，半数以上が主に吐き気のため，服薬継続ができていない[1]．筆者は，現在，ルビプロストンを使用していないが，もし読者の医師の方々が使用するならば，12 mg カプセルが発売されたので，12 mg から開始したほうがよい．

エロビキシバットは，回腸末端部の上皮細胞に発現している胆汁酸トランスポーター（IBAT）を阻害し，胆汁酸の再吸収を抑制することで，大腸管腔内に流入する胆汁酸の量を増加させる．胆汁酸は，大腸管腔内に水分および

電解質を分泌させ，さらに消化管運動を亢進させる．また，服薬から初回自発排便までの中央値は5.2時間であり，比較的短時間で効果を発揮する．さらに胆汁酸の直腸注入は，直腸感覚の閾値を下げるという報告がある[2]．便秘の悪循環に陥り，直腸の感受性の低下した小児重症便秘例では，エロビキシバットが直腸感受性を改善し，便秘治療を促進する可能性があるが，これは今後の課題である．

　リナクロチドは，便秘型過敏性腸症候群の治療薬として使用されてきた薬剤であるが，2018年8月に慢性便秘症の効能効果が追加承認された．腸管上皮細胞表面に存在するグアニル酸シクラーゼC受容体（GC-C受容体）のアゴニストとして作用し，水分を腸管腔へ移動させることで便通を改善し，大腸痛覚過敏改善作用が腹痛・腹部不快感の改善に寄与すると考えられている．筆者は使用経験がないが，年長児の腹部不快感・腹痛を伴う慢性便秘症には使用してもよいかもしれない．

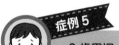

症例5

8歳男児—エロビキシバットが漏便に有効であった例

現病歴　患児は自閉スペクトラム症＋注意欠如・多動症（ADHD）でメチルフェニデートを投与されていた．6歳頃から便秘および漏便を認めるようになった．6歳以前は母も排便回数を気にしておらず，正確には把握できていない．前医の腹部超音波検査では便塞栓を認めていたが，浣腸でパニックになるため，便塞栓除去を行わず，酸化マグネシウムとピコスルファートナトリウムで加療されていた．ピコスルファートナトリウムは，排便がないときは12滴，前日に排便があれば6〜7滴で自己調整していた．症状は寛解と増悪を繰り返し，増悪時には強い腹痛を訴えた．

経過　来院時，腹部はやや膨満し，左下腹部に便塊を触知した．腹部単純X線検査では，直腸に便はあるが，便塞栓と呼べるほどの大きさではなく，口側腸管にはガスが多くみられた．ピコスルファートナトリウム30滴を3日間投与し，その後は15滴へ減量した．2週間後の再診時の腹部超音波検査では，直腸横径は3.8 cmと拡張しており，直腸に大量に便を溜め込んでいたが，便塞栓と呼べるほどの硬いものではなかった．グリセリン浣腸液120 mLで浣腸後は泥状便が大量に排泄された．その後，排便は週3〜5回のBristol便スケール5〜6であったが，漏便が持続していた．治療開始から約1年が経過したところで，漏便が続くため，モビ

コール®へ変更した．モビコール®へ変更後，6ヵ月経過後も漏便が持続していた．母の訴えでは，「排便は毎日あり，排便がない日は1週間に1回あるかないかくらいだが，家の中に便をコロコロ落としてしまって本人も気づいていない」とのことであった．腹部超音波検査では直腸に便塞栓はなく，漏便は直腸感受性低下が原因ではないかと疑い，エロビキシバット5mgを追加した．1ヵ月後の再診では，便を家の中に落とすことはなくなり，パンツに便が付着することも減ったとのことであった．モビコール®3包＋エロビキシバット5mg/日で，排便は0〜3回/日で，いつもと違う行動をするときに排便がなくなり，排便がない日にパンツに便が付着している程度とのことであった．いままでは1日に1回しか排便しないというこだわりがあったが，現在は1日に2〜3回排便するようになった．

考察・ポイント　当初は，便漏れの原因は便塞栓による overflow incontinence と考えていた．つまり，直腸で蓋をするように詰まっている糞便が，口側からの新しい糞便に押し出されるようにこぼれ落ちている状態である．しかし，画像上，便塞栓はない．そこで直腸が伸展された状態が持続したために直腸の感受性が低下し，便意を感じにくくなっていることを考えた．胆汁酸の直腸への注入が直腸の感受性を改善したとの研究報告があり，エロビキシバットは回腸末端での胆汁酸吸収を阻害する薬剤であるため，この研究報告同様に直腸の胆汁酸濃度を上昇させ，直腸の感受性を改善させる可能性を考えた．

症例6

13歳女児—エロビキシバットが有効であった年長児の例

現病歴　5ヵ月前から心窩部痛があり，食欲低下もみられた．最近は左下腹部および臍周囲に針で刺されたり，つねられたりするような痛みを感じるようになり，消化器内視鏡検査目的で筆者の施設へ紹介となった．

経過　上部および下部消化管内視鏡検査では病理も含めて異常なく，小腸カプセル内視鏡検査でも異常はなかった．当初は，非びらん性胃食道逆流症（NERD）を疑い，プロトンポンプ阻害薬＋モサプリド＋半夏厚朴湯で加療したが，腹痛は改善しなかった．退院後2回目の受診での腹部触診で，下腹部に大きな便塊を触知した．便秘は病態に関与していると考え，酸化マグネシウム0.66g 分2の投与を開始した．しかし，腹痛は改善しないため，モビコール®へ変更した．ところが「モビコール®は味が嫌で飲めない」とのことで毎日服薬できなかったため，ルビプロストンへ変更した．しかし，週1回程度しか排便がみられなかったため，再度モビコール®へ変更したが，少量の排便が1日に何回もあり，腹痛も持続した．そこで，エロビキシバットへ変更したところ，1日1〜3回のBristol便スケール5〜7の排便がみられるようになり，腹痛もなくなった．

> **考察・ポイント**　便秘が胃食道逆流症の増悪因子になっていた症例で，エロビキシバットによる排便コントロールで腹痛が改善した．さまざまな薬剤を試してみたが，最終的にエロビキシバットが著効した．エロビキシバットは，モビコール® で治療に難渋する年長児では試してみる価値はある．

❺ 漢方薬

　筆者は，腹部不快感・腹痛を伴う便秘症では，浸透圧性下剤（緩下剤）に加えて，年少児では小建中湯を使用することがある．また，年長児においては，浸透圧性下剤（緩下剤）を使用せずに，桂枝加芍薬大黄湯を1日1回1包，桂枝加芍薬湯を1日2回2包，投与することがある．

▎処方例 ▶ **桂枝加芍薬大黄湯**　夕1包＋**桂枝加芍薬湯**　朝昼各1包（食前投与）

　上記処方でも便が出にくい場合には，桂枝加芍薬大黄湯2包/日，桂枝加芍薬湯1包/日とする．

❸ 専門医への紹介タイミングの見極めかた
（yellow flags, red flags）

　表2-1-2（p.41）に示した red flags で該当項目がある場合には，専門医療機関に紹介したほうがよい．

　表2-1-3（p.42）に示した yellow flags に該当項目がある場合には，2歳以上であれば，モビコール® で治療を開始して，それでも yellow flags に該当する項目があれば，専門医療機関に紹介するので十分と考える．小児慢性機能性便秘症診療ガイドライン[3]では，「専門医受診が早いほど，便秘の予後がよいとの報告があることから（エビデンスレベル 2b），yellow flags が認められる例で，特に2～3ヵ月以内に治療が軌道に乗らない例は治療経験の豊富な施設への紹介が推奨される」との記載がある．モビコール®[3] の登場で，専門医へ頼らずとも治療可能な症例が増えることは間違いないが，治療に難渋する症例では，治療方針決定のために，一度，コンサルトするのがよいと考える．

参考文献

1）梅津守一郎，十河剛：便秘症．アミティーザ®（ルビプロストン），小児内科，50：1732-1734，
2018.

2）Bampton PA, et al：The proximal colonic motor response to rectal mechanical and chemical
stimulation. Am J Physiol Gastrointest Liver Physiol, 282：G443-449, 2002.

3）日本小児栄養消化器肝臓学会，日本消化管機能研究会編：小児慢性便秘症診療ガイドライン．
診断と治療社，2013.

表 3-2-1　維持療法に用いられる主な薬剤

薬効別分類	一般名	代表的な商品名	剤形	小児用量	成人用量	注意すべき副作用
膨張性下剤	カルメロースナトリウム	カルメロースナトリウム原末「マルイシ」	粉末	小児に対する安全性は確立していない（使用経験が少ない）。	通常、成人1日1.5〜6gを、多量の水とともに3回に分割して経口投与する。	急性腹症・重症の硬結便（症状を悪化）
		バルコーゼ®	顆粒			
浸透圧性下剤（緩下剤）						
塩類下剤	酸化マグネシウム	マグミット®	錠剤、細粒	治験が行われていない。	酸化マグネシウムとして、通常成人1日2gを食前または食後の3回に分割経口投与するか、または就寝前に1回投与する。	高マグネシウム血症
		酸化マグネシウム	錠剤、細粒			
		重カマ「ヨシダ」	細粒			
	水酸化マグネシウム	ミルマグ®	水性懸濁液	治験が行われていない。	1日0.9〜2.1gを頓用または数回に分割経口投与する。	高マグネシウム血症
糖類下剤	ラクツロース	モニラック®、リフォロース®	シロップ	通常1日0.5〜2mL/kgを3回に分けて経口投与する。		腸内ガスを発生させ、鼓腸となることがある。
その他	マクロゴール4000（ポリエチレングリコール4000）	モビコール®	粉末	通常、2歳以上7歳未満の幼児には初回用量として1回1包を1日1回経口投与する。以降、症状に応じて適宜増減し、1日1〜3回経口投与し、1日最大投与量として2包とする。ただし、増量は2日以上の間隔をあけて行い、増量幅は1日量として1包までとする。通常、7歳以上12歳未満の小児には初回用量として1回2包を1日1回経口投与する。以降、症状に応じて適宜増減し、1日1〜3回経口投与し、最大投与量は1日量として4包まで（1回量として2包まで）とする。	通常、成人および12歳以上の小児には初回用量として1回2包を1日1回経口投与する。症状に応じて適宜増減し、1日1〜3回経口投与し、最大投与量は1日量として6包まで（1回量として4包まで）とする。ただし、増量は2日以上の間隔をあけて行い、増量幅は1日量として2包までとする。	ショック、アナフィラキシー、発疹

分類	一般名	商品名	剤形	小児	成人	備考
刺激性下剤 アントラキノン系	センナ・センナ実	アローゼン®	顆粒	なし	通常成人1回0.5～1.0gを1日1～2回経口投与する。ただし、増量は2日以上の間隔をあけて行い、増量幅は1日量として1包までとする。12歳以上は成人と同じ。	連用による耐性の増大等のため、効果が減弱し薬剤に頼りがちになることがあるので、長期連用を避けること。
ジフェニール系	ビサコジル	テレミンソフト®	坐剤	ビサコジルとして、通常1回、乳児は2mgを、1日1～2回肛門内に挿入する。なお、年齢、症状により適宜増減する。	ビサコジルとして、通常1回。成人は10mgを、1日1～2回肛門内に挿入する。	連用により直腸刺激感、直腸炎、肛門痛などを起こすことがある。
	ピコスルファートナトリウム	ラキソベロン®	内用液	1日1回、次の基準で経口投与する。 6ヵ月以下：2滴 7～12ヵ月：3滴 1～3歳：6滴 4～6歳：7滴 7～15歳：10滴	通常、成人に対して1日1回10～15滴(0.67～1.0mL)を経口投与する。	便秘症がある状況で利用すると強い腹痛がみられることがある。
			錠剤	7～15歳の小児に対して、1日1回2錠を経口投与する。	通常、成人に対して1日1回2～3錠を経口投与する。	
その他 上皮機能変容薬	ルビプロストン	アミティーザ®	カプセル	使用するならば、12μg/日から開始し、徐々に増量する。小児等に対する安全性は確立していない（使用経験がない）。	通常、成人にはルビプロストンとして1回24μgを1日2回、朝食後および夕食後に経口投与する。なお、症状により適宜減量する。	小児においては嘔気の副作用が約半数にみられ、投薬中止となる。
	エロビキシバット	グーフィス®	錠剤	使用するならば、5mg/日から開始し、徐々に増量する。低出生体重児、新生児、乳児、幼児または小児に対する安全性は確立していない（使用経験がない）。	通常、成人にはエロビキシバットとして10mgを1日1回食前に経口投与する。なお、症状により適宜増減するが、最高用量は1日15mgとする。	腹痛や下痢がみられることが多い。

分類	一般名	商品名	剤形	小児	成人	備考
上皮機能変容薬	リナクロチド	リンゼス®	錠剤	低出生体重児、新生児、乳児、幼児、または小児に対する安全性は確立していない(使用経験がない)。	通常、成人にはリナクロチドとして0.5 mgを1日1回、食前に経口投与する。なお、症状により0.25 mgに減量する。	2歳以下の乳幼児では成人に比べグアニル酸シクラーゼで受容体発現量が多いという報告があり、本剤の薬理作用の過剰発現によって重度な下痢のリスクが高まるおそれがある。動物実験(幼若マウス)で、重度の脱水による死亡例が報告されている。
漢方製剤	—	大建中湯	エキス剤	0.4~0.6 g/kg/日 小児等に対する安全性は確立していない(使用経験が少ない)。	通常、成人1日15.0 gを2~3回に分割し、食前または食間に経口投与する。なお、年齢、体重、症状により適宜増減する。	
	—	小建中湯	エキス剤	0.4~0.6 g/kg/日 小児等に対する安全性は確立していない(使用経験が少ない)。	通常、成人1日15.0 gを2~3回に分割し、食前または食間に経口投与する。なお、年齢、体重、症状により適宜増減する。	
	—	桂枝加芍薬大黄湯	エキス剤	0.1~0.2 g/kg/日 小児等に対する安全性は確立していない(使用経験が少ない)。	通常、成人7.5 gを2~3回に分割し、食前または食間に経口投与する。なお、年齢、体重、症状により適宜増減する。	大黄製剤のため、連用による耐性の可能性あり。
その他	炭酸水素ナトリウム・無水リン酸二水素ナトリウム	新レシカルボン®	坐剤	1回1個を1~2回/日	通常1~2個をできるだけ肛門内深く挿入する。重症の場合には1日2~3個を数日間続けて挿入する。	

表 3-2-2 維持療法に用いられる主な薬剤の特徴

薬剤名	作用機序	利点	欠点
モビコール®	浸透圧により腸管内の水分量が増加する。その結果、便中水分量が増加し、便が軟化、便容積が増大することで、生理的に大腸の蠕動運動が活発化し用量依存的に排便される。	・1週間排便がなくても、内服を継続していれば、便は硬くならず、自然な排便が得られる。・重症例にも単独で効果がある。	・1包あたり60 mLの水分とともに服用しなければならない。・美味しくない。・腸管刺激作用がないため、刺激性下剤に比べて蠕動運動が弱い。
ピコスルファートナトリウム	胃、小腸ではほとんど作用せず、大腸細菌叢由来の酵素アリルスルファターゼにより加水分解され、活性型のジフェノール体となる。ジフェノール体は、腸管蠕動運動の亢進、水分吸収阻害により瀉下作用を示す。	・低下した腸管蠕動運動を亢進させる。・乳幼児にも使用できる。・蓄積性がない。・習慣性がない。	・便意を感じるまでの時間予測が困難。・刺激性下剤のため、強い腹痛がみられることがある。・効きすぎて便失禁することがある。
ラクツロース	ヒト消化管粘膜にはラクツロースを単糖類に分解する酵素がないので、経口投与されたラクツロースの大部分は消化吸収されにくく下部消化管に達し、その浸透圧作用により緩下作用を発揮する。	・乳幼児にも使用できる。・非刺激性なので、腸管蠕動運動に伴う腹痛が起こりにくい。・蓄積性がない。・習慣性がない。	・腹部膨満がみられることがある。・甘くて服用を嫌がる子がいる。・酸化マグネシウムと比較して用量が多い。・腸管蠕動亢進作用。
酸化マグネシウム	腸内では難吸収性の重炭酸塩または炭酸塩となり、浸透圧維持のため、腸管から水分を奪い、腸管内容物を軟化する(浸透圧作用)ことにより緩下作用を示す。	・非刺激性なので、腸管蠕動運動に伴う腹痛が起こりにくい。・習慣性がない。・ラクツロースと比較し、用量が少ない。・錠剤がある。	・高マグネシウム血症を引き起こす可能性あり。・腹部膨満がみられることがある。・苦味、口の中のざらつきを嫌がる子がいる。・腸管蠕動亢進作用はない。
ビサコジル坐薬	結腸・直腸粘膜の副交感神経末端に作用して蠕動運動を高め、また腸粘膜を刺激する。腸管のNa^+, K^+-ATPaseの抑制作用により水分や電解質の吸収を抑制する。	・排便時間のコントロールがしやすい。・浣腸と比べて腹痛が起こりにくい。・浣腸に慣れていなくても使いやすい。	・肛門に入れられることを頑なに嫌がる子がいる。・お尻がかぶれることがある。
グリセリン浣腸	腸管壁の水分を吸収することに伴う刺激作用により蠕動運動を亢進させる。また、浸透作用により糞便を軟化、膨張化させることにより糞便を排泄させると考えられている。	・便塊除去に使用できる。・排便時間のコントロールがしやすい。	・直腸を傷つけるおそれがある。・強力な腸管蠕動亢進作用により強い腹痛を生じる。・肛門に入れられることを頑なに嫌がる子がいる。

3 乳幼児（1歳以下）の便秘の治療

1 離乳食開始前

　乳児期早期にみられる便秘は，投薬せずに，適宜，肛門刺激や浣腸を繰り返すことでも排便ができるようになる症例も多い．前述の「乳幼児の便秘の特徴」（p.36）で述べたとおり，乳児期には腹圧をかけるために必要な筋肉も未発達で，いきむと同時に骨盤底筋群をゆるめるという協調運動も未発達である．母乳やミルクだけを飲んでいる離乳食開始前の乳児の便は水様もしくは泥状であり，通常であれば排便は問題なくできるが，顔を真っ赤にしていきんでいるにもかかわらず，排便できない児がみられることがある．乳児期早期からの便秘には Hirschsprung 病などの器質的疾患が隠れていることがあるため，慎重に鑑別する必要があるが，多くは排便能力の未熟性によるものである．したがって，red flags（**表2-1-2**，p.41）がない場合には，肛門刺激やグリセリン浣腸の頓用で経過をみると，次第に排便ができるようになることが多い．整腸薬が消化管蠕動を改善し，排便が改善する症例もあるため，整腸薬を試してみてもよい．

> 処方例 ▶ グリセリン浣腸液 50%　1～2 mL/kg　適宜，排便なく苦しそうなとき
> ビオスリー® 配合散　3～6 g　分2～3

■ 牛乳アレルギーの関与

　乳児期早期発症の慢性便秘で red flags（**表2-1-2**，p.41）の該当項目がなく，通常の便秘治療に反応しない場合には，牛乳アレルギーの関与を疑う（p.150）．わが国のガイドラインでは，通常の治療に反応しない場合には期

間限定で牛乳制限することが推奨されている．ESPGHAN／NASPGHAN 合同ガイドラインでも同様に，難治性の便秘では 2〜4 週間の牛乳タンパク除去の適応の可能性を述べている．

牛乳アレルギーが関与している場合は，通常，2 週間程度の制限で便通が改善する．ただし，加工食品も含めた牛乳・乳製品の完全除去が必要である．母乳を与えている場合には，母の乳製品摂取も制限する．本来であれば，再度，牛乳負荷をして症状が再発することを確認し，再度，除去を行うことによって改善するという再現性を確認すべきである．しかし，養育者によっては再負荷を希望しない場合もあるので，養育者と相談して再負荷を行うかどうかを決定する．

牛乳制限を行う期間に関しては，3 ヵ月程度とする施設もあるが，筆者らは経験上，3 ヵ月程度の制限では高率に再発するため，6 ヵ月〜1 年程度の除去を続けている．

症例 7

生後 3 ヵ月女児—乳児期（離乳食開始前）の便秘の典型例

現病歴　在胎 34 週 4 日，自然分娩で出生．仮死なし．出生体重 1,924 g，出生時身長 44 cm．胎便排泄遅延なし．生後 1 ヵ月までは混合栄養，1 ヵ月以降は完全母乳栄養．生後 2 ヵ月から週 1 回の排便となり，自力排便ができないため，グリセリン浣腸で泥状便を排泄していた．近医を受診し，マルツエキスが処方されたが内服できなかった．同医再診し，酸化マグネシウム 0.24 g 分 2，ビオフェルミン®配合散 1 g 分 2 を処方され内服．以降も自力排便がないため，筆者の施設へ紹介となった．

経過　来院時は体重 6,080 g，身長 60.1 cm．元気に手足を動かし，筋緊張は正常で，Moro 反射は消失．腹部は平坦，軟，肝脾触知せず．肛門視診では明らかな異常なし．直腸指診も異常なし．胎便排泄遅延なく，哺乳も良好であり，身長・体重は修正月齢相当であり，成長は問題ないと判断した．明らかな直腸肛門奇形を疑わせる所見はなく，骨盤底筋群の弛緩と腹圧をかける協調がうまくいかないことが原因であると考え，前医治療を継続する方針とした．ラックビー® 微粒 N 6 g分 3，酸化マグネシウム 0.2 g 分 3 を処方し，両親にはおなかが張って苦しそうなときにグリセリン浣腸液 50% 10 mL を使用するように指導した．以後 1〜2 日ごとに排便がみられるようになり，離乳食開始後は 1 日 2〜3 回排便があるようになり，生後 9 ヵ月時には完全に服薬を中止できた．

　乳児期早期にみられる便秘の典型的な経過である．おそらく，投薬なく，適宜，肛門刺激や浣腸を繰り返すことでも排便ができるようになったと思われる．乳児期には腹圧をかけるために必要な筋肉も未発達で，いきむと同時に骨盤底筋群をゆるめる協調運動も未発達である．母乳やミルクだけを飲んでいる離乳食開始前の乳児の便は水様または泥状で，通常であれば排便は問題なくできるが，顔を真っ赤にしていきんでいるにもかかわらず排便できない児がみられることがある．乳児期早期からの便秘には Hirschsprung 病などの器質的疾患が隠れていることがあるため慎重な鑑別が必要であるが，多くは排便能力の未熟性によるものである．したがって肛門刺激やグリセリン浣腸の頓用で経過をみると，次第に排便できるようになることが多い．整腸薬が消化管蠕動を改善し，排便が改善する例もある．

症例 8

生後 2 ヵ月女児—乳児期（離乳食開始前）の牛乳アレルギーによる便秘

現病歴　在胎 38 週 1 日，帝王切開で出生．仮死なし．出生体重 2,244 g．出生時身長 47.5 cm．胎便排泄遅延なし．混合栄養．生後 16 日に退院しているが，入院中から綿棒浣腸が必要であった．退院後は，ほぼ連日綿棒浣腸を行っているが，排ガスはあるものの，自力での排便がなかった．1 ヵ月健診では体重の増加は良好であったが，おむつ替えの度に浣腸するように指導された．自力排便がない状態が続くため，精査加療目的で筆者の施設へ紹介となった．

経過　初診時は体重 4,625 g，身長 54.7 cm．元気に手足を動かし，筋緊張は正常．腹部は平坦，軟，腸雑音は正常．肝脾触知せず，肛門視診では明らかな異常なし．直腸指診も異常なし．生後間もなくからの便秘であり，Hirschsprung 病などの器質的疾患を疑うべき症例であるが，混合栄養児であり，人工乳による牛乳アレルギーが原因の便秘を第一に考えた．母親と相談の上，母親の乳製品除去および児の加水分解乳への変更を行った．初診から 6 日後，Hirschsprung 病除外のため注腸造影検査を行い，異常がないことを確認した．初診から 20 日後の受診では 2 日に 1 回の自然排便が確認できた．母親と相談し，このまま乳製品除去を継続した．離乳食開始後は 1 日に 1〜3 回の排便となった．1 歳まで乳製品摂取制限を継続し，その後，加工食品から開始し，1 歳 3 ヵ月時には乳製品制限を完全解除しても定期的な排便がみられるようになったため終診とした．

考察・ポイント　乳児期早期発症の慢性便秘であるが，小児慢性機能性便秘症診療ガイドラインの red flags の該当項目はない症例である．ガイドラインには牛乳アレルギーの関与も記載されており，通常の治療に反応しない場合には期間限定で

牛乳制限をすることが推奨されている(推奨度B).牛乳アレルギーが関与している場合は,通常2週間程度の制限で便通が改善する.ただし,加工食品も含めた牛乳・乳製品の完全除去が必要である.本症例は20日間の制限で綿棒浣腸,グリセリン浣腸の必要がなくなったため,牛乳アレルギーの関与を疑った.本来であれば,再度,牛乳負荷をして症状が再発することを確認すべきであるが,母親と相談の上,再負荷はしなかった.

❷ 離乳食開始後

　わが国の小児慢性機能性便秘症診療ガイドラインのCQ6では,便秘を発症しやすい時期として「乳児における食事の移行期,トイレットトレーニング期,学童の通学開始」の3つをあげている.離乳食開始後,しばらくして便秘を発症するというのが典型的な例である.この時期の便秘は,離乳食により硬くなった便を排泄する際,腹圧をかけるための筋力が十分に発達していないこと,骨盤底筋群の弛緩と腹圧の協調がうまくできないことに起因する.したがって,浸透圧性下剤(緩下剤)で便をゆるくすることで改善することが多い.また便塞栓と呼べるほどの硬い大きな便でなくても,この時期には排便が難しいこともあるため,直腸に便が貯留している場合には,グリセリン浣腸などで便を排泄してから,浸透圧性下剤(緩下剤)を使用する.

　独り歩きができるようになると十分な腹圧がかけられるようになるので,服薬が中止できることも多い.筆者は,1歳を過ぎても服薬を中止できない症例では,トイレットトレーニング完了をめどに服薬を中止することとしている.

処方例 ▶	ラクツロースシロップ65%　0.5〜2 mL/kg　分2　朝夕
	グリセリン浣腸液50%　1〜2 mL/kg　適宜,排便なく苦しそうなとき

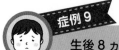

症例9

生後8ヵ月男児—乳児期（離乳食開始後）に発症した便秘の典型例

現病歴　1～2日に1回の排便ペースであったが，離乳食が2回食になったころから硬い便が認められるようになり，当科初診13日前からマルツエキス® 9g/日を投与開始された．当科初診7日前よりマルツエキス® 13.5 g/日へ増量し，ピコスルファートナトリウム内用液0.75% 3滴から開始された．徐々に増量し，9滴まで増量したところで排便がみられた．筆者の施設への初診2日前にはピコスルファートナトリウム内用液0.75%を10滴投与したが排便なく，紹介されることとなった．

経過　初診時は体重7,700 g，身長68.3 cm，腹部はやや膨満し，軟らかく，便塊は触知しない．肛門視診では位置異常なく，anal wink 陽性，直腸指診では肛門管狭窄なく，直腸内に大量の便を触知した．グリセリン浣腸液50% 30 mLで浣腸し，Bristol便スケール3程度の硬めの便を成人男性の手拳大程度の量を排泄した．ラクツロースシロップを20 mL 分2，ピコスルファートナトリウム内用液0.75%を5～10滴連日投与，2日間排便がない時はグリセリン浣腸液50% 15 mLで浣腸を指示した．1ヵ月後に再診した際にはラクツロースシロップのみで1日1～3回の排便（Bristol便スケール4もしくは5のふつう便から軟便）がみられるようになった．

考察・ポイント　本症例は離乳食開始後に便秘を発症した典型的な例である．発症から1ヵ月経過しておらず，厳密には慢性便秘症ではないが，放置をすれば確実に慢性の経過を辿ったと思われる．この時期の便秘は，離乳食により硬くなった便を排泄する際，腹圧をかけるための筋力が十分に発達していないこと，骨盤底筋群の弛緩と腹圧の協調がうまくできないことに起因する．したがって浸透圧性下剤（緩下剤）で便をゆるくすることで改善することが多い．この時期は便塞栓と呼べるほどの硬い大きな便でなくても排便が難しいこともあるため，直腸に便が貯留している場合にはグリセリン浣腸などで便を排泄してから，浸透圧性下剤（緩下剤）を使用する．独り歩きができるようになると，十分な腹圧がかけられるようになるので服薬中止できることも多い．

④ 慢性機能性便秘症の治療

繰り返しになるが，便秘治療の最終目標は，規則正しい排便習慣を獲得し，服薬を中止することを目標とする．ただし，治療開始年齢が遅くなればなるほど，服薬中止は難しくなる．したがって，早期に便秘症を診断し，適切な治療を行うことが重要である．便塞栓（fecal impaction）がある場合には，必ず便塞栓除去（disimpaction）を行ってから維持療法を開始する．

❶ 便塞栓除去（disimpaction）

処方例 ▶ グリセリン浣腸液50% 2 mL/kg/回 3～7日連日

浣腸での便塞栓除去開始後に，必ず維持療法を開始する．

浣腸後に排便がなく，浣腸液しか出てこないような場合には，50%グリセリン浣腸液120 mL（体重15 kg未満は60 mL）を試してみる．それでも有効な排便がみられない場合には，小児消化器疾患を専門的に診ている施設へ紹介する．

便塞栓除去が完了すると，硬い便がみられなくなり，泥状もしくは有形軟便が大量に排泄されるようになる．絶対にグリセリン浣腸のみで治療を完了としてはいけない．グリセリン浣腸を繰り返していると，患児が"浣腸恐怖症"となる．中には「か」と聞いただけで「浣腸」を連想し，パニックになるようになる子もいる．したがって，不要な浣腸は極力避ける．そのためには，便秘治療の三大原則の「第二の原則：外したフタは外したままにしておくこと」を守り，浣腸を繰り返すことがないように維持療法をしっかりと行う．

また，摘便は不要な苦痛を与え，患児との信頼関係を損なう原因ともなるので極力避ける．

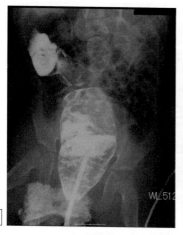
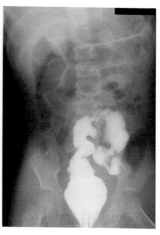
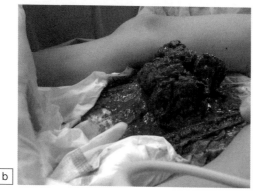

図 3-4-1　ガストログラフィン® 腸注による便塞栓除去

　グリセリン浣腸で便塞栓除去が不成功となった場合は，近隣に専門施設が
なく，入院施設があり，かつ X 線透視下でガストログラフィン® を用いた
注腸造影が可能な状況であれば，ガストログラフィン® 注腸による便塞栓除
去を試みてもよい．30 Fr の直腸バルンカテーテルから微温湯で 2〜3 倍に希
釈したガストログラフィン® を硬い便が詰まっている口側まで，X 線透視で
確認しながら注腸する（**図 3-4-1a**）．ガストログラフィン® は硬い便を溶解
してくれるので，当日もしくは翌日に大量の排便がみられる（**図 3-4-1b**）．
排便を促すために，翌日にグリセリン浣腸を行うこともある．

ESPGHAN/NASPGHAN ガイドライン[1]では，便塞栓除去の方法として，ポリエチレングリコール製剤（ポリエチレングリコールとして 1〜1.5 g/kg/day を 3〜6 日間の投与）を第一選択薬として推奨しているが，2020 年 3 月時点で，わが国ではこの用量での便塞栓除去は承認されていない．したがって，ESPGHAN/NASPGHAN ガイドラインで second line therapy に位置づけられているグリセリン浣腸を行うことが現実的である．

❷ 維持療法

❶ 2 歳未満

処方例 ▶	ピコスルファートナトリウム内用液 0.75%
（確実に服薬できる時間に）1 日 1 回 5〜15 滴から開始し，適宜増減
ラクツロースシロップ 65%　0.5〜2 mL/kg/日　分 2　朝夕

便塞栓を形成している場合には，ピコスルファートナトリウムとラクツロースを組み合わせる．ピコスルファートナトリウムを少量から漸増すると，漸増しているうちに再び便塞栓を形成してしまうため，多めの量から開始し，漸減しながら適正量をみつけるようにする．

便塞栓がなく，便が硬いための排便困難が主な原因と考えられる場合には，ラクツロースのみの投与でもよい．

いずれの場合も，1 日 1〜3 回の有形軟便〜泥状便（Bristol 便スケール 5〜6）の排泄がみられる量に適宜調整する．

便秘の子供達は，いわゆる「バナナうんち」である Bristol 便スケール 4 の糞便も硬くて上手に排泄できない．したがって，わざと下痢気味にすることで，快適な排便の感覚を繰り返し繰り返し，脳に刻み込んでいく〔なぜ繰り返しが必要かについては便秘治療のゴール 2（p.73）を参照〕．

■ 養育者への説明
養育者には次のような点を伝える．

- 硬さだけを調整したい場合はラクツロースの増減で，排便回数を調整したい場合にはピコスルファートナトリウムの増減で調整するように伝え，排便回数，便量，便性を見ながら，自己調整してもらう．
- 過度のいきみや，裂肛による出血，排便時肛門痛があれば，ラクツロースを増量する．
- 直腸に便が残らないようにすることが目的であることを養育者に十分に理解させる必要がある．早く薬を中止したい一心で，上述の約束通りに投与量調整をしない養育者もいるが，早く服薬を中止するためには，直腸に常に空虚にしておく必要があり，そのためには"急がば回れ"の精神で投与量を調整するように伝える．
- 48時間以上排便がない場合には，グリセリン浣腸液50% 1〜2 mLで浣腸するように伝える．

■ 薬剤の変更・減薬・漸減中止

ラクツロースを嫌がって服薬しないようであれば，酸化マグネシウム0.1〜0.2 g/kg 1日2回へ変更する．

減薬に際しては，まずはピコスルファートナトリウムから漸減中止する．1週間連続で毎日1回以上のまとまった排便があれば，1週間に1滴ずつのペースで減量し，排便がない日があれば，迷わず1滴増量する．これを繰り返すことにより，投与量は上下しながら，最終的には中止にもっていける．

ラクツロースもしくは酸化マグネシウムは，トイレットトレーニングが完了してから漸減中止とする．その際にもゴール2，ゴール3(p.73〜75)が達成できているかどうかを問診で確認しながら，漸減中止する．すなわち，**表2-2-2**(p.77)に基づいて問診を進め，①服薬はルール通りできている，②排便回数と便性，便量も目標通り，③大きなもしくは太い便もない，④強くいきまなくてもすぐに排便できる，⑤排便時に痛がらない，⑥排便時に出血しない，⑦過度な排便我慢がない，⑧便漏れがない，これら①〜⑧の状態がすべて満たされていることを確認しながら減薬していく．

❷ 2歳以上

| 処方例 ▶ | モビコール® | 2〜6歳：1日1回1包 |
| | | 7歳以上：1日1回2包 |

　モビコール®は1包あたり60 mLの水もしくはジュースなどに溶解して服薬する.

　増量は2日以上の間隔を開け，2〜11歳までは1包ずつ最大4包まで，12歳以上は1〜2包ずつ最大6包まで，増量可能である．1日量が3包以上の場合には，2〜3回に分けて投与する.

　普通便(いわゆるバナナ便)〜有形軟便(Bristol便スケール4〜5)が，大人の片手盛り〜両手盛り程度の量で1日1〜3回排便されることを目標とし，投与量を適宜増減する．すなわち，目標より便性が硬い場合や排便回数が少ない場合は増量し，目標より便性が軟らかい場合や目標より排便回数が多い場合には減量する．漏らしてしまったり(トイレでの排便確立前はオムツからあふれ出したり)，強い腹痛があったりすることがなければ，泥状便(Bristol便スケール6)でも減量する必要はない.

■ 投与量調整法

　図3-4-2に，筆者が外来でモビコール®調整のために利用している資料を示す．これは「ゴール4：服薬中止」を目標とした調整法である．この方法は，排便回数，便性，便量の3つを指標に調整している.

　図3-4-3は，EAファーマ株式会社がホームページ上でも公開しているモビコールの投与量調整法で，治験の際にはこの方法で投与量が調整されていた．治験では排泄された糞便の硬さのみを指標に投薬量を調整している．そのため，排便回数や便量が無視されるため，「ゴール2：苦痛なく排便できる」までは問題なくできるが，「ゴール3：溜め込まない排便習慣の獲得」および「ゴール4：服薬中止」まで目指すのは難しいと，筆者は考えている.

　筆者の施設で治験に参加した児のうち約半数は，治験期間中にモビコール®を服薬している間は順調に排便がみられていたにもかかわらず，治験期

モビコールの飲み方

- モビコール 1 包あたりコップ 1/6〜1/3 程度(約 30〜60mL)の水やジュースなどに溶かして飲みます. 確実に飲みきれる量にすることが大事です. 水やお茶などよりは味のしっかりとある物の方が飲みやすいです.
- うんちの硬さは排便日誌(Bristol 便スケール)の 4 もしくは 5 番を目指します. 漏れてしまったり, おなかが痛くなったりがなければ, 6 番でも構いません.
- うんちの回数は 1 日 1〜3 回を目指します. 但し, おしりやオムツに少量くっつく程度の便は数えません. 大人の片手盛り程度のうんちの量以上を 1 回と数えて下さい.

> □1〜6 歳：1 日 1 回 1 包から開始する
> - 増やすときは 2 日ごとに, 1 包ずつ増やす. 1 日 4 包まで増やして OK
>   - 1 包のとき：朝 1 包(もしくは夜 1 包)
>   - 2 包のとき：朝 2 包(もしくは夜 2 包)
>   - 3 包のとき：朝 2 包, 夜 1 包(もしくは朝 1 包, 夜 2 包)
>   - 4 包のとき：朝 2 包, 夜 2 包
>
> □7〜11 歳：1 日 1 回 2 包から開始する
> - 増やすときは 2 日ごとに, 1 包ずつ増やす. 1 日 4 包まで増やして OK
>   - 1 包のとき：朝 1 包(もしくは夜 1 包)
>   - 2 包のとき：朝 2 包(もしくは夜 2 包)
>   - 3 包のとき：朝 2 包, 夜 1 包(もしくは朝 1 包, 夜 2 包)
>   - 4 包のとき：朝 2 包, 夜 2 包
>
> □12 歳以上：1 日 1 回 2 包から開始する
> - 増やすときは 2 日ごとに, 1 包ずつ増やす. 1 日 6 包まで増やして OK
>   - 1 包のとき：朝 1 包(もしくは夜 1 包)
>   - 2 包のとき：朝 2 包(もしくは夜 2 包)
>   - 3 包のとき：朝 2 包, 夜 1 包(もしくは朝 1 包, 夜 2 包)
>   - 4 包のとき：朝 2 包, 夜 2 包
>   - 5 包のとき：朝 3 包, 夜 2 包(1 日 3 回に分けても OK)
>   - 6 包のとき：朝 3 包, 夜 3 包(1 日 3 回に分けても OK)

図 3-4-2 モビコール® の投与量調整法

間が終了し, 従来どおりのピコスルファートナトリウム＋酸化マグネシウムの治療になると, 週に 2〜3 回の排便に戻ってしまった. したがって, 養育者がどうしても**図 3-4-2** の投薬方法を理解できないなどの特別の理由がない限りは**図 3-4-3** は使用せず, **図 3-4-2** の投与方法を用いることをお勧めする.

モビコール増減の具体例

- 増やすときは 2 日以上の間隔をあけて行う.
- 増やす量は,
  - □ 2〜11 歳　1 日 1 包まで
  - □ 12 歳以上　1 日 2 包まで
- 減らすときは間隔を開けなくて良い. 減らす量はうんちの硬さを見ながら 1 日 1〜2 包ずつ減らす.
- 胃腸炎になってしまったら,下痢がなければ続ける. 下痢の時は休薬して良い.
- 抗生剤(抗菌薬)を飲むときも,下痢がなければ,モビコールは続ける. いつも下痢になる人はモビコールを減らす. いつも便秘症になる人はモビコールを増やす.

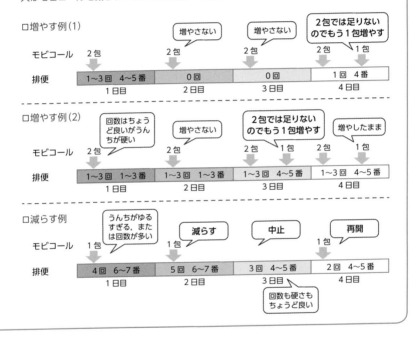

■ 浣腸の必要性

　いったん便塞栓除去(disimpaction)が完了した後,モビコール® が飲めているのであれば,原則としてグリセリン浣腸は行わない.

　もし便漏れがあり,モビコール® の服薬量が多いのか,便塞栓が再度形成されているのか迷ったときには,一度,浣腸をしてみることを養育者に伝えておく. 浣腸をして,硬い便が出て,便漏れが止まれば便塞栓であるので,

便の状態と調節方法は参考とし，実際の服用量の増減については，医師や薬剤師とご相談ください．

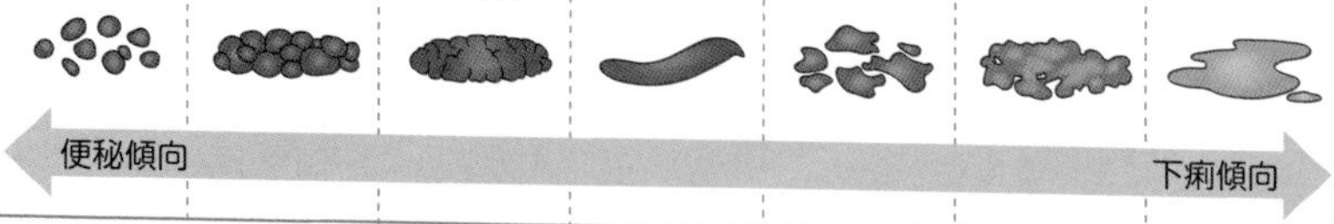

	① かたくコロコロしている便	② 短くコロコロ便がくっついた便	③ 表面がひびわれている便	④ なめらかなバナナ状の便	⑤ やわらかく半固形状の便	⑥ どろどろしたかゆ状の便	⑦ 水のような便
	←便秘傾向					下痢傾向→	
2〜11歳	次の日，1包/日増やす（連続して増やすときは1日おきとし，2日連続での増量は行わない）	変更なし *排便時の痛みや肛門出血がある場合は1包増やす			1包/日減らす	2包/日減らすまたは休薬	
12歳以上	次の日，2包/日増やす（連続して増やすときは1日おきとし，2日連続での増量は行わない）	変更なし				2包/日減らすまたは休薬	

・基本的に，医師へ確認した上で服用量を増減するようにしてください．
・腹痛や下痢などの症状があらわれた場合には減量や休薬・中止を考慮する場合がありますので，医師，薬剤師にご相談ください．

図 3-4-3　モビコール® の服用量調節（目安）

EAファーマ株式会社のホームページより（https://www.movicol.jp/drink.html）

服薬量は増量する必要がある．浣腸しても柔らかい便だけで，便漏れも改善しなければ，服薬量が多いので減薬する必要がある．

■ 便意を感じにくい場合

モビコール® 単独では，ピコスルファートナトリウム投与と比較すると，便意を感じにくい症例がある．どうしても「ゴール3：溜め込まない排便習慣の獲得」が達成できない場合には，ピコスルファートナトリウムを期間限定（直腸の感受性が回復するまで）で使用してもよい．前述した症例5（p.88）のように，直腸感受性改善を狙って，エロビキシバットを併用してみてもよいかもしれない．

■ 減薬・服薬中止

モビコール® は少量でも数年間は服薬を継続し，1日1包以下には減薬し

ないことを原則とする．その間に，規則正しい生活習慣，規則正しいバランスの取れた食事，規則正しい排便習慣を身につける．常にゴール2，ゴール3（p.73〜75）が達成できているかどうかを**表2-2-2**（p.77）の問診項目で確認しながら（p.104と同様に①〜⑧を確認），減薬していく．1日1包より減薬する場合には隔日投与にしたり，排便がない日や便が硬いときにのみ服薬する頓用としたりしながら，減薬する．

モビコール®の服薬中止は，トイレットトレーニング未完了であれば，トイレットトレーニングが完了し，ゴール2，ゴール3が達成できているかどうかを問診や画像診断で確認してからとする．トイレットトレーニング完了後であれば，3〜5年間は治療を継続し，ゴール2，ゴール3が達成できている状態を維持したあとに服薬中止とする．このような数年間にわたる治療継続が必要になることを医療者側と養育者側の両者が理解する必要がある．

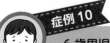

6歳男児—プロトコール通りに服薬したら遺糞が改善した例

現病歴　幼稚園入園の頃から少量の遺糞が続いており，下痢を主訴に近医を受診した．整腸薬などを処方されたが，その後，家族からの申し出はないため，治療はされていなかった．小学校入学を前に家族も心配になり，筆者の施設へ紹介となった．

経過　腹部単純X線検査で直腸に便塞栓あり，グリセリン浣腸120 mLで便塞栓除去を行い，維持療法としてモビコール®を開始した．その際に**図3-4-2**（p.106）を用いて，モビコール®の服薬量調整について説明した．しかし，2ヵ月後の再診時に確認したところ，モビコール®1日1包と固定量で服薬しており，**図3-4-2**のプロトコール通りの服薬量調整をしていなかったことが判明した．排便回数は週1〜4回でBristol便スケール2〜6の排便であり，遺糞も持続していた．再度，**図3-4-2**を示しながら服薬量調整のプロトコールを説明した．1ヵ月後の再診時にはプロトコール通りに服薬できており，遺糞もなくなっていた．

考察・ポイント　**図3-4-2**の服薬量調整プロトコールは，便性，便量，排便回数の3つのパラメーターを指標に服薬量を増減するため，直腸に溜め込まない排便を目指すことを目的としている．したがって，overflow incontinence（漏便），遺糞のある症例では特にプロトコール通り服薬することが重要となる．

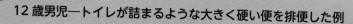

症例11

12歳男児─トイレが詰まるような大きく硬い便を排便した例

現病歴 乳児期より便秘がひどく，10〜14日排便がないこともあった．幼稚園の頃に浣腸をしてもらうことがあったが，服薬を継続したことはなかった．裂肛で大量に出血することもあった．7〜8日に1回の排便で，2ヵ月前には20日排便がないこともあった．硬くて大きな糞便でトイレが詰まってしまうため，割り箸で砕いてからトイレを流すが，割り箸が折れてしまうこともあった．学校でトイレに行きたくなっても，トイレを詰まらせてしまうのが怖くて行けなかった．排便時に出血するが，排便時肛門痛はなく，overflow incontinence（漏便）がみられた．筆者の施設への受診20日前より近医でモビコール®が開始されたが，受診時8日間排便がない状態であった．

経過 腹部単純X線検査で直腸に便塞栓があり，グリセリン浣腸120 mLで便塞栓除去を行い，維持療法としてモビコール®の投与を開始した．2週間後の再診では，モビコール®1日2包で排便がなかったのは3日のみであった．便性はBristol便スケール4で，裂肛はなく，overflow incontinence（漏便）もなくなっていた．

考察・ポイント 硬くて大きな便でトイレが詰まってしまうというのは，便秘ではない人からすると信じられないかもしれないが，便秘の子をもつ親のあるあるネタである．ただし，本症例のように割り箸も折れてしまうほど硬い便で，トイレを詰まらせるのが怖くて学校でトイレに行けないというのは珍しい．このような症例においても，モビコール®は単独で効果がある．

❸2歳以上でモビコール®が使えないとき

　量が多くて飲みきれない，味が不味くて飲めないなどの理由で，モビコール®がどうしても使用できない場合には，従来通り，ピコスルファートナトリウムと浸透圧性下剤（緩下剤）（ラクツロースもしくは酸化マグネシウム）を用いる．この年齢では，排便我慢ができるようになる時期なので，特に便塞栓を形成するような症例では，最初は刺激性下剤を用いて，便意を自覚させるようにしたほうがよい．

処方例 ▶ ピコスルファートナトリウム内用液0.75%
　　　　（確実に服薬できる時間に）10〜30滴　1日1回から開始し，適宜増減
　　　　酸化マグネシウム　0.03〜0.06 g/kg/日（最大1 g/日）　分2　朝夕

　便塞栓を形成している場合には，ピコスルファートナトリウムとラクツ

ロースを組み合わせる．ピコスルファートナトリウムを少量から漸増すると，漸増しているうちに再び便塞栓を形成してしまうため，多めの量から開始し，漸減しながら適正量を見つけるようにする．

便塞栓がなく，便が硬いための排便困難が主な原因と考えられる場合には，酸化マグネシウムのみの投与でもよい．

いずれの場合も，1日1〜3回の有形軟便〜泥状便(Bristol便スケール5〜6)の排泄がみられる量に適宜調整する．便秘の子供達は，いわゆる「バナナうんち」(Bristol便スケール4)の糞便も硬くて上手に排泄できない．したがって，わざと下痢気味にすることで，快適な排便の感覚を繰り返し繰り返し，脳に刻み込んでいく．

■ 養育者への説明

養育者には下記のような点を伝える．

● 便の硬さだけを調整したい場合は酸化マグネシウムの増減で，排便回数を調整したい場合にはピコスルファートナトリウムの増減で調整するように伝え，排便回数，便量，便性を見ながら，自己調整してもらう．

● 過度のいきみや，裂肛による出血，排便時肛門痛があれば，酸化マグネシウムを増量する．

● 直腸に便が残らないようにすることが目的であることを養育者に十分に理解させる必要がある．早く薬を中止したい一心で，上述の約束通りに投与量調整をしない養育者もいるが，早く服薬を中止するためには，直腸に常に空虚にしておく必要があり，そのためには"急がば回れ"の精神で投与量を調整するように伝える．

● 48時間以上排便がない場合には，グリセリン浣腸液50% 1〜2 mLで浣腸するように伝える．

■ 薬剤の変更・減薬・服薬中止

酸化マグネシウムを嫌がって服薬しないようであれば，ラクツロース 0.5〜2 mL/kg 1日2回へ変更する．

減薬に際しては，まずはピコスルファートナトリウムから漸減中止する．15滴までは2〜5滴ずつ減量し，15滴より減量するときは，1週間連続で毎日1回以上のまとまった排便があれば，1週間に1滴ずつのペースで減量し，排便がない日があれば，迷わず1滴増量する．これを繰り返すことにより，投与量は上下しながら，最終的には中止にもっていける．

　少量でも数年間は服薬を継続し，その間に規則正しい生活習慣，規則正しいバランスの取れた食事，規則正しい排便習慣を身につける．常にゴール2，ゴール3(p.73〜75)が達成できているかどうかを**表 2-2-2**(p.77)の問診項目で確認しながら(p.104と同様に①〜⑧を確認)，減薬していく．

　服薬中止は，トイレットトレーニング未完了であれば，トイレットトレーニングが完了し，ゴール2，ゴール3が達成できているかどうかを問診や画像診断で確認してからとする．トイレットトレーニング完了後であれば，3〜5年間は治療を継続し，ゴール2，ゴール3が達成できている状態を維持したあとに服薬中止とする．繰り返しになるが，このような数年間にわたる治療継続が必要になることを医療者側と養育者側の両者が理解する必要がある．

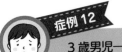

3歳男児—母親が便秘症に気づいていない便塞栓による遺糞の例

現病歴 2歳頃までは特に排便に関して気になることはなく，毎日排便していた．3歳2ヵ月頃から排便回数が増加し，肛門周囲の“肌荒れ”がみられ，近医の皮膚科を受診し，外用薬を塗布していたが改善しなかった．排便は毎日あるが，大さじ1杯程度でゆるい便が出る．タイミングが合えばトイレで排便するが，基本はおむつで排便していた．母親は，排便回数が減らないと，お尻の“肌荒れ”は改善しないのではないかと考え，近医の小児科を受診した．整腸薬を処方されたが改善せず，診察時に肛門周囲にいつも糞便が付着しているため，遺糞症を疑われ，3歳9ヵ月時に筆者の施設へ紹介となった．

経過 初診時は体重15.95 kg（＋0.47 SD），身長100 cm（＋0.37 SD），腹部は膨満し，硬い便を触知する．肛門周囲には糞便が大量に付着していた．腹部単純X線検査では直腸に大きな便塞栓があり，口側腸管にも便貯留がみられた．グリセリン浣腸で浣腸後，大量の排便があり，モビコール®で維持療法を開始した．2週間後の再診時，モビコール®1日1包で1日1〜6回，Bristol便スケール5〜6の糞便を排泄していたが，肛門周囲の便付着は持続していた．腹部超音波検査では便塞栓があり，直腸横径4.86 cmと拡張していた．まだ便塞栓除去が完了していないと判断し，モビコール®1日2包への増量を指示し，5日後に入院したうえでガストログラフィン®で注腸造影＋便塞栓除去を行った．注腸造影ではHirschsprung病を示唆する腸管径の変化（caliber change）はなく，肛門内圧検査は正常であった．入院して排便の様子を観察すると，便意を催すと足をクロスし，どこかにつかまって立ったまま排便をしていた．モビコール®だけでは不十分と判断し，ピコスルファートナトリウム15滴を追加した．1週間後の外来受診時には，モビコール®1日2包＋ピコスルファートナトリウム15滴で，排便回数1日2〜3回，Bristol便スケール6〜7の排便があり，便付着はなくなった．

考察・ポイント 母親は，筆者の施設へ来院するまで“便秘”であることに気づいていない．むしろ，殿部皮膚炎の原因は「排便回数が多いことが原因である」と考えていた．2歳までは「排便に関して気になることはなかった」とのことであるが，もしかしたら，2歳以前から排便量が少なく，「糞便が腸管内に滞っている状態」が始まっていた可能性がある．本症例は外来でのグリセリン浣腸120 mLによる便塞栓除去とモビコール®による維持療法でも十分な効果が得られず，器質性便秘の鑑別および排便コントロールために入院加療とした．通常はモビコール®単独で十分であるが，この患児のように足をクロスして肛門を強く締めて排便我慢をするような症例では，刺激性下剤を追加することを考慮する．

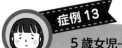

症例13

5歳女児─服薬中止まで4年かかった例

現病歴　下痢を主訴に来院．以前は1日1回の普通便を排便していたが，1ヵ月ほど前から便意があるのに排便できず，排便すると，軟便から水様便で1日3～4回の排便であり，排ガス時に下着を汚すこともあった．発症3～4ヵ月前と発症直前にアモキシシリンの投与歴があった．

経過　初診時，腹部は膨満し，腸雑音は亢進，便塊は触知せず．肛門視診では裂肛なく，スキンタグもなし，anal wink ははっきりしなかった．直腸指診では，肛門狭窄なく，直腸内には軟便を大量に触知した．腹部単純X線検査では，結腸ガスが大量に貯留し，骨盤内はガスがなく，胃内ガスは正中に偏位していた．腹部超音波検査では，直腸横径は4.71 cmと拡張しており糞便が直腸に貯留していた．器質的疾患を除外するために入院とした．注腸造影では直腸，結腸の著明な拡張がみられる以外は異常がなかった．骨盤MRIは正常，下部消化管内視鏡検査は異常なし．アレルギーを疑い，牛乳，卵，小麦の除去を開始した．便秘によるoverflow incontinence（漏便）を疑い，ピコスルファートナトリウム30滴＋酸化マグネシウム1 g/日の投与を開始した．肛門内圧検査では明らかな反射がみられなかったが，直腸全層生検では異常はみられなかった．2ヵ月後の再診時には，排便回数は1日2～3回，Bristol便スケール6の便がみられ，便が漏れることはなくなった．腹部超音波検査では直腸横径2.4 cmと正常化していた．以後，ピコスルファートナトリウムを漸減した．初診から9ヵ月後にピコスルファートナトリウム中止，以後は小麦→卵→牛乳の順で2週間ごとに制限を解除していった．1年後から酸化マグネシウムを漸減開始，2年後に中止した．ところが，薬物治療中止6ヵ月後には週3～4回の排便となってしまい，触診でも下腹部に便塊を触知するようになったため，酸化マグネシウム0.66 g 分2で再開した．酸化マグネシウム再開3ヵ月後の再診時には1日1回 Bristol便スケール5の排便となっていた．治療再開後1年で1日1回 Bristol便スケール4の糞便がいきみなく排便できていたため，酸化マグネシウム0.5 g 分2へ減量した．1年3ヵ月後に腹部超音波検査で直腸横径1.75 cmであり，直腸に便貯留はなかったため，0.33 g 分1へ減量した．6ヵ月間同量を維持し，腹部超音波検査で直腸横径1.96 cmであり，直腸にも便貯留はなかったため，治療中止とした．以後，再発はなかったため終診とした．

考察・ポイント　本症例は食物アレルギーによる便秘症が疑われた症例である．"疑われる"としたのは除去により排便状況は改善したが，負荷による症状の再出現を確認していないためである．著明な腸管蠕動低下のため便貯留し，overflow incontinence（漏便）による下痢（paradoxical diarrhea）がみられた．被疑食材の除去により，刺激性下剤は治療開始9ヵ月後に中止できたが，酸化マグネシウムは患児の自己判断で2年後に中止したところ，排便回数減少と排便時のいきみがみられるようになり，触診でも便塊を触知するようになったため，薬物療法を再開した．最終的に治療中止には4年を要した．

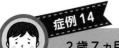

2歳7ヵ月男児―浣腸連日で排便コントロールせざるを得ない例

現病歴　2歳以前は1日1回の排便であったが，2歳以降に徐々に排便頻度が減少し，1週間に1回の排便となった．近医で処方された酸化マグネシウムを内服できず，ピコスルファートナトリウムで加療していたが，大きな硬い便で裂肛になったり，摘便をされたりを繰り返していた．最近はおむつを変えてもすぐに糞便でおむつが汚れるようになった．2歳7ヵ月時に筆者の施設へ紹介となった．

経過　初診時，腹部単純X線検査で直腸に大きな便塞栓があり，肛門周囲には便付着があり，肛門周囲の皮膚はびらんが多発していた．グリセリン浣腸120 mLで便塞栓除去を行い，大量の排便が4回みられた．当初は酸化マグネシウムとピコスルファートナトリウムで維持療法を開始したが，少量の排便が頻回に続くため，1週間後の再診時にモビコール®単剤へ変更した．しかし，Bristol便スケール6～7の糞便を1日5～7回の少量ずつ排便しており，「痛いから出したくない」と排便我慢は持続していたため，入院したうえで精査・加療とした．注腸造影では便塞栓は見られたが，腸管径の変化(caliber change)はなかった．肛門内圧検査では反射が見られなかったが，直腸が著明に拡張していることが原因として考えられた．骨盤MRIも異常はなかった．牛乳アレルギーを疑い，乳製品完全除去を開始したが，排便状況に変化はなく，足をクロスして肛門を締めて排便を我慢する状況は持続していた．モビコール®に加えて，ピコスルファートナトリウムを追加したが，排便状況に変化はなかった．母親と相談し，最終的に酸化マグネシウムとピコスルファートナトリウムに戻し，グリセリン浣腸を適宜追加することにした．最終的には浣腸を連日で行うことで，排便回数は1日3～4回となり，徐々に上手にいきめるようになってきた．

考察・ポイント　刺激性下剤を併用しても，強固な排便我慢がある場合には治療に難渋することがある．肛門を弛緩して，同時に腹圧をかけるためにいきむ協調運動がいつまで経っても獲得できないため，本症例のように少量の排便が漏れ出てくる状況が持続する．以前経験した症例では3～4年浣腸を続けたが，現在は浣腸なしでも排便ができている．本症例も場合によっては，数年間の浣腸が必要となる可能性もあるが，トイレットトレーニングが進み，排便の協調運動が獲得できると浣腸は必要なくなると思われる．

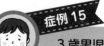

症例 15

3歳男児—順調にピコスルファートナトリウムが減量できた例

現病歴　7ヵ月前より肛門周囲の湿疹を主訴に皮膚科を3ヵ所受診し，亜鉛華単軟膏，ジメチルイソプロピルアズレン軟膏などで加療されていたが，改善しなかった．4ヵ所目の皮膚科を受診した際に，足をクロスして排便を我慢し，週2回程度の排便であることから，筆者の施設へ紹介となった．

経過　初診時，前かがみの姿勢で部屋に入室．腹部は膨満し，下腹部に便塊を触知した．肛門周囲は便汁で濡れており，びらんが多発していた．直腸指診では狭窄はなく，指が届く範囲に糞便は触知しなかった．腹部単純X線検査では直腸からS状結腸に大量の糞便が貯留し，便塞栓を形成していた．外来での便塞栓除去は難しいと判断し，入院加療とした．入院後，ガストログラフィン®注腸後にクエン酸マグネシウムを内服し，グリセリン浣腸60 mLを3日間連続で行い，便塞栓除去を行った．同時にピコスルファートナトリウム 30滴＋酸化マグネシウム0.6 g 分2で維持療法を開始した．退院1ヵ月後の再診ではピコスルファートナトリウム 10滴まで減量しても，1日1〜2回のBristol便スケール6の排便がみられ，漏便もなくなった．治療開始10ヵ月で5滴まで減量したところ，週2〜3回の排便となってしまったため，いったん10滴に増量し，その後，徐々に減量し，7滴をベースに治療するように伝えたところ，治療開始1年後にはピコスルファートナトリウム 7滴まで減量できた．腹部超音波検査では直腸横径2.08 cmと正常化した．

考察・ポイント　肛門周囲の皮膚びらんを主訴に4ヵ所の皮膚科を受診し，最後の皮膚科でやっと排便の異常に気づかれている．しかし，筆者の施設へ紹介してきた皮膚科医も皮膚びらんと便秘との関連は認識しておらず，「典型的な便秘による漏便による皮膚びらんです」と伝えたところ，驚いていた．この症例のもう1つのポイントは，刺激性下剤の使い方である．通常は添付文書通りの年齢に応じた投与量から開始するが，重症例では便塞栓を除去しても少量から開始すると十分な効果が得られないため増量していく間に便塞栓ができてしまい，さらに刺激性下剤が効きにくくなる．したがって，本症例のように徹底した便塞栓除去を行うと同時に維持療法として，大量のピコスルファートナトリウムを用いて，徐々に減量しながら適切な投与量を探していくことで，短期間で添付文書に近い投与量まで減量できる．数年間は現状の治療を継続し，最終的には刺激性下剤から減量中止していく．

10 歳男児—便塞栓除去を行わずに治療を開始したために腹痛が増悪した例

現病歴　3 年前から食事中に左下腹部痛が毎日あり，困って近医を受診した．近医で便秘の診断でモビコール®を処方され，1 日 2 包服薬していた．モビコール®開始前は週 2 回程度の排便であったが，開始後は週 6 回程度，両手盛りくらいの泥状便の排便がみられるようになったが，腹痛は増悪したため，筆者の施設へ紹介となった．

経過　初診時，硬い大きな便塊を下腹部から左下腹部に触知したが，圧痛なし．腹部単純 X 線検査では直腸に便塞栓があり，口側腸管にも便貯留があった．グリセリン浣腸 120 mL 施行後，大量の硬便が排泄された．腹部触診では左下腹部の便塊は触知しなくなったが，下腹部にはまだ便塊が触知されたため，自宅で翌日，翌々日もグリセリン浣腸 60 mL を行うように指示し，モビコール® 1 日 2 包を継続するように伝えた．1 ヵ月後の再診時には，腹痛は消失し，排便は 1 日 1～2 回の Bristol 便スケール 5～6 の排便がみられるようになった．

考察・ポイント　現在，わが国で承認されているモビコール®の用法・用量は維持療法に用いるためのものである．したがって，便塞栓がある症例では何らかの方法で便塞栓除去を行ってから，モビコール®を投与開始する必要がある．本症例では便塞栓があるにもかかわらず，モビコール®を維持量で開始したため，便塞栓より口側でのみ便が軟らかくなり，腸管を拡張して腹痛を増悪させたと思われる．また，軟らかくなった便が便塞栓をすり抜けて排泄されてきたために泥状便が出ていた．便塞栓を除去することで腹痛は消失し，同じモビコール®投与量でも便性が泥状便から普通便から軟便へと適切な硬さになった．

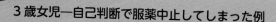

症例 17

3歳女児―自己判断で服薬中止してしまった例

現病歴　4ヵ月前より3日に1回，ゴルフボール大の便が3個程度の排便となり，排便時に痛がるようになった．近医で酸化マグネシウム0.4gを1日1～2回，ピコスルファートナトリウム1～2滴から開始し，最終的に7滴まで増量したが，1ヵ月前からは泥状便が漏れ出てくるだけとなった．毎日浣腸することで，いったん改善したが，急性胃腸炎をきっかけに腹部全体に便塊を触知するようになったため，筆者の施設へ紹介となった．

経過　初診時，腹部単純X線検査で大量の硬便による便塞栓がみられたため，外来および自宅でグリセリン浣腸120 mL を3日間連続で投与し，便塞栓除去を施行した．同時に維持療法を酸化マグネシウム 0.75 g 分2＋ピコスルファートナトリウム 15滴から開始した．以後漸減し，初診から14ヵ月後にはピコスルファートナトリウムは2～3滴に減量しても，1日1回の Bristol 便スケール4～5の排便が苦痛なくできていた．ピコスルファートナトリウムは漸減中止し，酸化マグネシウムのみで治療を継続する予定であったが，初診から16ヵ月後に母親の自己判断で酸化マグネシウムを中止していた．初診から20ヵ月後の再診時には，1日1回の Bristol 便スケール4～6の排便で，2週間に1回くらい排便がない日があった．腹部超音波検査では直腸横径2.02 cm と正常であったが，直腸には便が貯留していた．初診から26ヵ月後の再診時，「たまに1～2日出ないと酸化マグネシウムを飲んでいる」とのことで，排便は1日1回，Bristol 便スケール4が毎日あるとの申告であったが，腹部超音波検査では直腸横径3.16 cm と拡張し，直腸には便が貯留していた．初診から33ヵ月後の再診では，排便は週3～4回，Bristol 便スケール4の排便であった．Overflow incontinence（漏便）がみられるようになり，触診で下腹部に硬い便塊を触知し，腹部超音波検査では直腸横径3.07 cm と拡張し，直腸には便が貯留していた．以後，酸化マグネシウムを再開した．

考察・ポイント　便塞栓除去を行わずに維持療法を行ったこと，少量から刺激性下剤を使い始めたことが初期治療が奏効しなかった要因と考えられる．そして，当科での治療により，順調に経過していたが，維持療法は少なくとも数年間継続する必要があるにもかかわらず，初診から16ヵ月で治療を自己中止してしまった．案の定，徐々に便貯留が始まり，最終的には overflow incontinence（漏便）もみられるようになった．母親は当然のことながら，便貯留が始まっていることに気づいておらず，腹部超音波検査の結果を見て初めて納得した．Overflow incontinence（漏便）も"お尻の拭き残し"と認識していた．

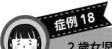

症例 18

2歳女児—尖圭コンジローマを疑われた肛門周囲の皮膚びらんの例

現病歴　離乳食が始まった後に糞便が硬くなり，排泄しにくくなった．1年前より便秘のため近医で加療されているが，自力排便がない．何もしないと2週間くらい排便がなく，7～10日に1回，浣腸で排便しているが，反応便は泥状であった．常に泥状の糞便が少量ずつ漏れ出て，殿部に付着している．浣腸も最近は嫌がり，ビサコジル坐薬を1週間に1回くらい使用していたが，排便時に痛がり，皮膚はびらんを形成し，出血もしていた．

経過　肛門周囲の皮膚には糞便が付着し，皮膚びらんが多発していた．直腸指診では，粘土状の硬い大きな便を触知するが，硬くて大きいため摘便できず．腹部単純X線検査では骨盤内のほとんどを占める大きな便塊があり，結腸内にも便塊が大量に貯留し，拡張していた．入院のうえ，クエン酸マグネシウムを等張になるように希釈したものを内視鏡検査の前処置に準じて内服し，便塞栓除去を行った．維持療法としてピコスルファートナトリウム 60滴＋ラクツロース＋大建中湯の投与を開始した．肛門周囲の皮疹は，皮膚科を受診したところ，尖圭コンジローマを疑われ，イミキモドクリーム塗布を行った．1ヵ月後にはピコスルファートナトリウムは19滴まで減量できたが，15滴に減量すると排便がなくなった．治療開始から21ヵ月後にピコスルファートナトリウムはいったん中止となった．治療開始から3年経過した時点での腹部超音波検査で測定した直腸横径は3.94 cmと，まだ拡張したままであったため，ピコスルファートナトリウムを5滴から再開した．治療開始7年後にピコスルファートナトリウムを中止できたが，ラクツロースと大建中湯は継続している．

考察・ポイント　殿部の皮疹は便秘に伴う Overflow incontinence（漏便）によるもので，比較的典型的であったが，見慣れていない皮膚科医は尖圭コンジローマを鑑別にあげたものと思われる．当然，便秘治療に伴い改善した．本症例のように重症例では治療が長期に渡り必要になることを認識しておく必要がある．

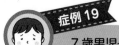

7歳男児―授業中にトイレに行きたいと言えずに漏らしてしまうため，本来必要な投与量で治療できなかった例

現病歴　在胎 27 週 0 日，出生体重 910 g の超低出生体重児のため，筆者の施設の新生児科で定期的に診療されていた．4 歳頃より便秘の診断で，近医で加療され，5 歳より筆者の施設の新生児科でピコスルファートナトリウム 6 滴を 2 日に 1 回内服するように指示され，内服した翌日には排便するという排便ペースであった．6 歳になり小学校に入学すると，授業中にトイレに行きたいと言えずに漏らしてしまうことがあるため，週 2 回だけ内服して，排便をさせていた．「薬を飲まないと出ないのが心配なので，専門外来を受診したい」との希望があり，筆者の診療科への初診となった．

経過　腹部単純 X 線検査で直腸に便塞栓があったため，グリセリン浣腸 120 mL で便塞栓除去を行った．母親へは毎日排便することの必要性を説明し，モビコール®の投与を開始した．1 ヵ月後の受診では，便を漏らすことはなく，モビコール® 1 日 2〜4 包内服で排便は週 5〜6 回となった．

考察・ポイント　刺激性下剤で我慢できずに漏らしてしまう症例では，モビコール®へ変更することで改善することが多い．モビコール®は確実な排便が得られるが，非刺激性下剤であるため便意切迫感がない点が特徴である．また，ゴール 4（治療中止）を目指すのであれば，毎日服薬し，毎日排便することを目標とする必要があるが，本症例ではそれができていなかった．「薬を飲まないと，排便がない」というのが母親の不安であるが，「毎日服薬して，毎日排便することが，服薬を中止するためには必要」と説明し，治療を変更した．

症例20

9歳女児—母親が排便状況を把握していない例

現病歴 1週間前より，食事に関係なく臍周囲に日常生活に支障がない程度の腹痛あり．3日前より，便器一面に広がる粘液調の鮮血便を認め，1日に何回も排便がみられた．改善がないため，近医を受診し，精査加療目的で筆者の施設へ紹介となった．

経過 不安そうな母親の表情のわりに，本人は平然としている．生卵，生肉の摂取なし．排便時痛なし．本人へ排便回数を確認すると，「ふだんは週2～3回の排便．出血時は硬い便であった」とのこと．腹部を触診すると，下腹部に硬い便を触知する．肛門視診では11時方向に裂肛を認めた．腹部単純X線検査では直腸に便塊貯留あり．グリセリン浣腸液120 mLで浣腸すると，大量のBristol便スケール1～4の糞便を排泄した．母親へ腹痛の原因は便秘であり，血便は便秘による裂肛である旨を説明すると，母親は「えっ？　便秘だったの？　たまたま血が出たときは連続で（便が）出ったってこと？　もうあんたって子は！」と患児に抱きついていた．母親の表情も和らいだ．

考察・ポイント トイレットトレーニングが完了し，自分で排便後に紙でお尻を拭けるようになると，本症例のように，両親は子供の排便状況を確認しなくなる．したがって，患児からの申告のみが排便状況を知る唯一の情報源となる．本症例の患児は排便状況を伝えることができたが，排便状況を聞いても正確に伝えることができない子も少なくない．また，裂肛による出血であるが，トイレが真っ赤になるような大量の出血があっても痛がらないことも少なくない．出血量だけに着目すると，医療従事者側も慌ててしまいかねないが，詳しく問診し，正しい方法で腹部の触診をすれば，診断に辿り着くことは容易である．

参考文献

1) Tabbers MM, DiLorenzo C, Berger MY, Faure C, Langendam MW, Nurko S, Staiano A, Vandenplas Y, Benninga MA；European Society for Pediatric Gastroenterology, Hepatology, and Nutrition；North American Society for Pediatric Gastroenterology：Evaluation and treatment of functional constipation in infants and children: evidence-based recommendations from ESPGHAN and NASPGHAN. J Pediatr Gastroenterol Nutr, 58：258-274, 2014.

5 生活習慣の改善指導
―早寝，早起き，朝うんち

　朝は，体がおやすみモード（副交感神経優位）から活動モード（交感神経優位）に切り替わるので，腸も活発に動き始める．また，しっかりと朝食を摂り，胃の中に食べ物が入り，胃が拡張すると，伸展刺激が大腸に伝わり，大腸がさらに活発に蠕動するようになる（胃-結腸反射）．

　朝食を食べ終わってから，バタバタと身支度をして，「時間がない！」と焦りながら，「遅刻するぅ‼」と学校へ猛ダッシュ…なんてことになると，体は戦闘モードに入る（交感神経優位）．人間も動物である．動物が戦闘中にうんちがしたくなっては，戦っている相手に負けてしまう．それでは困るので，人間も動物も戦闘モードになると，腸の動きが止まってしまう．

　また，うんちがしたいけど時間がないので，そのまま学校や幼稚園・保育所に向かうことになると，通学・通園中には通常はトイレに行けないし，学校や保育所・幼稚園に着いてしまえば，家に居るときのようにゆっくりと落ち着いて排便することができない．小さな子供達では，お友達に会って遊び始めると排便のことなど忘れてしまう．小学生以上では，授業が始まるとトイレには行けないのでうんちを我慢してしまう．すると，次第に活発に動いていた腸の動きも弱くなる．夜になっても排便がないと，結局，翌朝に持ち越すが，翌朝も同じようなことを繰り返すと，段々と糞便がおなかの中に溜まってくる．慢性便秘症の始まりである．

❶ 生活習慣の改善指導のポイント

- 便秘の治療では，朝食後，家を出るまで1時間の余裕をもって早起きする生活習慣作りを勧めている．便秘の子供達の生活を聞いていると，朝食後，家を出るまで30分未満の子が多い．7時30分に家を出るとすると，

朝食に30分時間がかかるとして，逆算すると6時に起床することになる．幼稚園〜小学生の子供達は8〜10時間程度の睡眠が必要なので，寝る時間は9時頃になる．ゲーム，ビデオ，テレビ，インターネット，スマホなどの使用で子供達の就寝時間が遅くなっているようであれば，**就寝前2時間は電子機器を使用しないように指導することも必要である**．

- 早寝，早起きという規則正しい生活習慣を身につけることは，便秘以外にもよいことがある．昔から「早起きは三文の得」という言葉があるが，ぜひとも規則正しい生活を心がけてもらいたい．

- ただし，生活スタイルの多様化で，なかなか子供達に早寝，早起きをさせるのが難しいご家庭もあると思う．その場合にはできる範囲で構わないので，「朝にうんちをする余裕を作ってあげてください」と伝えてみる．それでも，やはり「朝うんち」が難しければ，「必ず朝にうんちをしなければならない」というわけではないので，1日のうちでゆっくりと排便ができる時間を作ってあげることが重要である．

  幼稚園入園前で，比較的，トイレットトレーニングに時間が取れるようであれば，毎食後にトイレに誘導してみるのもよい．5〜10分ほど，踏ん張ってみて，排便がなければ終了．これを繰り返していると，排便リズムがつかめてくることがある．

  年長児では，夕食後30分くらいしたところで，毎日トイレに座らせる習慣をつけてもよい．夕食後，タイマーをセットして，時間が来たらトイレに誘導するというのをルーティン化してもよいと思う．

  「1日排便がなかったら，寝る前にトイレに行ってうんちをする」という習慣をつけてもよい．

- がんばり過ぎているお母さんには，「**できる範囲で構いませんので，子供達と無理せずに取り組んでみてください**」と伝えてあげることも重要である．とにかく，家族が無理せず，規則正しい生活習慣と排便習慣を身につけられるように自由な発想で，目的論で考えてみることが重要である．

❷「薬を長く使うのは不安」という養育者への指導のポイント

「3つ子の魂，百まで」の意味を尋ねると，「3つ子で生まれた子は，魂が通じ合っているから百歳になっても同じことを同時に言ったり，同じことを考えたりする」という答えが返ってくることがある．本来の意味は，「幼い頃の性格は，年をとっても変わらないということ」である．3つ子というのは厳密な年齢を指しているのではなく，幼い子という意味だそうで，誤用例として，「3つ子の魂百までだから，音感がよくなるように今すぐピアノ教室に通わせよう」などがあり，本来は「幼い頃に習ったり覚えたりしたことは忘れない」という意味には用いない．昔から「3歳神話」なるものがあり，3歳までに語学や音楽などの芸事は身につけないと，それ以降から始めた場合と比べて身につき方が違うと言われてきたが，どうやらこれはあまり科学的根拠のないことのようである．しかし，排便習慣については幼い頃（3歳前後）の排便習慣が大きくなっても続くように思う．その証拠に，4歳以下で便秘と診断された子供達の約40％は治療を行っても小学校入学後も便秘症状が残り，そのうち2歳以上と2歳未満で比べると，2歳以上で便秘と診断された子供達のほうが，統計学的に有意に便秘症状が残ることが多い[1]．早期診断，早期治療が重要であるという根拠であるが，早期治療には生活習慣，排便習慣の改善も含まれる．

筆者の臨床経験的にも，3歳までとは言わないが，やはり小さい頃に身につけた排便習慣は大きくなっても変わらないと感じている．したがって，3歳前後のトイレットトレーニングの時期は極めて重要であると考えている．トイレットトレーニングの時期は便秘になりやすい時期の1つではあるが，規則正しい排便習慣をつけて便秘を治すのに最も適した時期でもある．うんちが直腸に降りてきたら，我慢せずに全部出し切っておなかをすっきりさせる習慣を3歳前後のトイレットトレーニングで身につけるようにしたい．

そのためには，中途半端な薬物療法ではなく，便秘治療の三大原則に基づいた治療を行う必要がある．養育者が，「薬を長く使うのは心配」という根拠のない不安で薬を自己判断で止めてしまったり，指示通りに使わなかったりすると，かえって薬を使う期間が延びてしまうということを外来でも繰り返

し伝える必要がある．筆者は外来で治療を始める前に，「薬で治すのではな
く，薬は規則正しい排便習慣を身につけるための補助だと思ってください」
と必ず説明する．治療開始後も「『薬を使っているとクセになる』ということ
を心配される方もおられますが，『薬を使って，規則正しく毎日うんちをする
クセをつける』と考えてください．その最も適した時期が3歳前後のトイ
レットトレーニングの時期です」と繰り返し伝えている．

　あえて間違った使い方で言いたい．便秘の治療は「3つ子の魂，百まで」で
ある．

参考文献
1）日本小児栄養消化器肝臓学会，日本消化管機能研究会編：小児慢性便秘症診療ガイドライン．
　　診断と治療社，2013．

6 食事の改善指導
― 便秘には"アレがよい"より"バランスよく"

外来でも食事に関する質問をよく受ける.

――「便秘によい食べ物は何ですか？」

まずはこのような質問である. こんなときは「この食べ物が便秘によいからと思って, 極端な食事をするよりは, バランスよく食べることが大事です」と答えるようにしている. 乳酸菌飲料, ヨーグルト, 牛乳などを便秘によいからと朝昼夕と摂取して, 食事摂取量が減ってしまっては, 脂質が多くなったり, 食物繊維が不足したりとバランスが崩れてしまう.

――「この子は野菜をまったく食べないんです」

と養育者が言うような子には,「ちゃんとお野菜も食べようね」とは言うが, 基本はバランスよく, 好き嫌いなく, 何でも食べることが便秘にとってはよい. 野菜を食べないからといって, 野菜ジュースを与える養育者もいるが, 大抵の野菜ジュースは味の調整のために糖分や果糖が加わっている. したがって, 摂取カロリーのわりには食物繊維が思ったほど摂れないことになる.

――「お菓子ばかり食べて, ご飯をまったく食べないんです」

という場合もある. お菓子ばかり食べていると, 糞便の素となる食物繊維の摂取量が減るので, おやつを果物やおにぎりなどに変更してみてはどうかと提案することはある. しかし, やはり基本はバランスよく, 好き嫌いなく食べることである.

――「ご飯を食べる量が少ないんです」

という相談もよく受ける．便秘であると，食べたものが入るべきスペースが糞便に占領されてしまうため，食欲も当然落ちる．便秘が解消して，毎日順調に排便するようになると，子供達の食欲は増してくる．たくさん食べると胃が広がり，胃−結腸反射も起きるので，便意を感じやすくなる．

❶ 食物繊維

食物繊維には不溶性と水溶性があり，糞便の素になるのは不溶性食物繊維である．不溶性食物繊維は糞便の素になるが，一方で，食べ過ぎると逆にうんちを硬くしてしまうことがある．よく遭遇するのが「さつまいも」である．焼き芋にしても，ふかし芋にしても甘くて美味しい秋の味覚さつまいもだが，便秘の子が食べ過ぎると糞便を硬くしてしまい，便秘を増悪することがある．

鶴見区の保育所や小学校に通う 3〜8 歳の 3,595 人の子供達を対象とした筆者らによる調査では，便秘群と非便秘群に 2 群間で食事内容について検討したところ，多変量解析で唯一有意差があったのは，100 kcal あたりに占める脂質の摂取量であった．つまり，便秘の子供達では，便秘でない子供達と比較して脂質の割合が多い食事をしているということである．一般的に便秘によいとされている食物繊維，乳製品，水分は，統計学的に有意差がなかった．

ESPGHAN/NASPGHAN 合同ガイドラインでも，水分と食物繊維は通常の摂取量を推奨し，プレバイオティクス，プロバイオティクスは，ルーティンでの投与を推奨しないとしている[1]．

巷ではいろいろな食材が便秘によいと紹介されているが，少なくとも子供達の便秘に関しては，1 つの食材で便秘を改善するようなものはない．何度も繰り返すが，年齢相当のバランスのよい食事で，何でも食べることが重要である．

とはいえ，問診や管理栄養士による栄養評価において食物繊維が不足している場合には，摂取量を増やす必要がある．小児の食物繊維摂取量は，「年齢＋ 5〜10 g/日」もしくは「14 g/1,000 kcal」が 1 つの目安となる．海藻類，豆類，きのこ類，穀類などが，食物繊維の含有量が多いとされている．精白米

は食物繊維の含有量は少ないが，日常生活で主食として摂取しているため，食物繊維の摂取源としては重要となる．果物も食物繊維の摂取源としては重要である．100 g あたりの食物繊維量はバナナ 2.7 g，キウィフルーツ 2.5 g，パイナップル 1.5 g，いちご 1.4 g，温州みかん 1.0 g と多く含まれる．重要なことは，個々の嗜好に合わせてバランスよく食材を選択し，必要な食物繊維量を確保することである．

❷ 牛　乳

　日本人は遺伝的に乳糖不耐症の人が多いので，牛乳＝便通をよくする，との認識が巷ではまかり通っているが，これは真実ではない．

　幼稚園・保育所や学校給食で 1 杯，さらに自宅でも朝晩に牛乳を摂取していると，脂質の摂取量が増え，満腹感により食事摂取量が減るため，食物繊維が相対的に不足する．

　日本には牛乳神話的なものがあり，「牛乳を飲まなければ，カルシウムが不足する」と信じている人たちも多い．しかし，栄養学的には牛乳は摂取しなくてもまったく問題ないことを養育者へ伝え，牛乳は 1 日 1 杯とする．牛乳摂取量の制限だけで排便回数が増加する症例も経験する．

❸ プロバイオティクス，発酵食品

　プロバイオティクス，発酵食品の効果を期待して，ヨーグルトを毎日摂取している患児も多い．しかし，多数例の解析では，プロバイオティクス，発酵食品の効果について一定の見解は得られていない．特に重症例では期待するほどの効果は得られにくい．したがって養育者には「効果があるなら続ければよいし，効果がないのであれば，お金ももったいないし，食べさせること・食べることがストレスにもなるのでやめましょう」と伝えている．

❹ 水分摂取量

　小児慢性便秘症患者に対して，水分摂取量を増やしても，排便回数，糞便の硬さ，排便困難に対しては統計学的に有意な変化は得られないことが報告

されている[2]．また，健常成人において水分摂取量を増やしても便量は増えず，尿量が増えるのみという報告もある[3]．したがって，水分量を増やして，便が緩くなる，排便回数が増える，排便困難感が減るなどの効果がないのであれば，積極的に水分摂取を勧める根拠はない．不要な水分摂取の推奨は，養育者や患児に不要なストレスを与えることになるため，身体所見，問診上で明らかな脱水所見がなければ，あえて積極的に水分摂取は勧めなくてもよい．

❺ おやつ

お菓子の食べ過ぎも，栄養バランスを崩し，便秘の原因にもなりうる．小学生になると栄養学的にはおやつは不要であるとの意見もあり，慢性便秘症患児のおやつの種類や量についても見直してみる必要があるかもしれない．

❻ 朝　食

朝食の欠食が，排便回数の低下と関連するという報告も複数みられる．朝の消化管が活動を始める時間帯に朝食を食べないと，胃－結腸反射が起きなくなり，便意を感じにくくなる．したがって，食事内容だけでなく食習慣全般の指導が必要となる場合が少なくない．

参考文献

1）Tabbers MM, DiLorenzo C, Berger MY, Faure C, Langendam MW, Nurko S, Staiano A, Vandenplas Y, Benninga MA；European Society for Pediatric Gastroenterology, Hepatology, and Nutrition；North American Society for Pediatric Gastroenterology：Evaluation and treatment of functional constipation in infants and children: evidence-based recommendations from ESPGHAN and NASPGHAN. J Pediatr Gastroenterol Nutr, 58：258-274, 2014.

2）Young RJ, et al:Increasing oral fluids in chronic constipation in children. Gastroenterol Nurs, 21：156-161, 1998.

3）Chung BD, Parekh U, Sellin JH：Effect of increased fluid intake on stool output in normal healthy volunteers. J Clin Gastroenterol, 28:29-32, 1999.

7 トイレットトレーニング 虎の巻

　トイレットトレーニングでのつまずきが便秘の原因にもなるが，一方で，便秘治療に最も適した時期がトイレットトレーニングの時期でもある．

　「正常な排便のメカニズム」（**図 1-2-2**，p.10）では，大人は排便をまったく無意識に簡単に行っているが，子供にとってはとても難しい作業であることを説明した．「名選手必ずしも名コーチにあらず」という言葉もあるが，できる人が，できない人に物事を教えるのは意外と難しい．なぜなら，できる人は無意識的に感覚的にできてしまうから，どうやったらできるかがわからない．トイレットトレーニングも同様であり，ふつうに排便ができる大人が，トイレで排便ができない子供に排便のしかたを教えるのは難しい．

　話しは少し逸れるが，筆者は 2007 年から「躰道」（http://www.taido.gr.jp/）という武道を子供達に指導している．その前は大学生，高校生への指導経験はあったが，2〜3 歳の子供達に武道の技を教えるのはとても苦労した．基本の突き（パンチ）を教えるにも，言葉だけで伝えても変な形になってしまうし，見本を見せても変な形で覚えてしまうので，どうやって教えたら最も効果的かということを，本を読んだり工夫をしたりしながら見つけていった．今では全国大会や国際大会で入賞する選手が育ってきている．

　ここでは筆者が躰道から学んだ子供達を指導するコツを交えながら，トイレットトレーニングの実践方法について紹介する．お父さん・お母さんへ伝えて実践していただければ幸いである．

❶ 子供達は真似っこが大好き

　子供達は大人の真似が大好きである．よいことも悪いこともすぐに真似を始める．大人が楽しそうにしていることは喜んで真似してくる．教えるとき

には楽しそうに演示すると，同じように子供達も楽しそうに動作の真似をする．

☕ Let's try!

　お父さんやお母さんのトイレでの排便の姿を見せてあげてもよいし，「うんちごっこ」をして，トイレでの排便のしかたを見せてあげてもよい．真似ができたら，褒めてあげる．「すっごいね！　トイレでうんちできるなんて，おねえさん・おにいさんだね!!」は，筆者が外来でよく使う魔法のキーワードである．

　わが家の娘は小さいときは，筆者の後ろを金魚の糞のようについてまわっていたので，トイレットトレーニング目的で，一緒にトイレに入れて，筆者が排便するところを見せていた．すると，「父ちゃん，うんちするの上手だねぇ！」と褒めるところまで娘が真似してくるようになったというエピソードがある．

❷ 子供達は競争が大好き

　子供達は競争が大好きである．興味をもったことは友達に負けないように一生懸命取り組む．そして，自分が勝つと何度でも同じことを繰り返す．一方で負けが続くと，気分が落ち込んでヤル気がなくなってくる．したがって，ときどき"おミソ"をしてあげるのが重要である．例えば，かけっこの場合では，足の遅い子のスタートラインを少し前にセットして，足の速い子には「○○はいちばん足が速いから，きっと後ろから走っても勝てるよ！」と言って，少し後ろからスタートさせる．すると，足の遅い子も，足の速い子も負けないように，今まで以上に一生懸命走るようになる．

☕ Let's try!

　「○○ちゃんはトイレができるのに…」というような煽り方をするのは，むしろ逆効果だ．大人の目線で他の子と比較してはいけない．ただし，幼稚園や保育所でお友達がトイレでうんちをしているのを見ると，子供達は自分もやってみようという気になる．特に，ふだんからいろいろなことを競い合っているライバル的なお友達がいる場合，その子がトイレでうんちができていると，触発されて「オレ・わたしも，トイレでうんちできるよ！」みたいな感じになることがある．

　あくまで，子供が自ら競争したがるような環境を作ってあげるのがよい．例えば，お友達が遊びに来ているときに，たまたまトイレで排便をしたら，「すごいね．

○○くん・○○ちゃん，トイレでうんちできるんだ！ おにいさん・おねえさんだねぇ」とお友達を褒めてあげる．すると，「オレ・わたしもできる！」となるかもしれない．

❸ 子供達は見せたがり

「見て！ 見て！ 先生，できたよ！」と子供達はできたことを見せたがる．「おっ！ できたね」とひと目見てあげるだけでも喜んで，次のことに挑戦する．逆に「後でね」とできたことを承認してあげないと，ヤル気は一気にしぼんでいく．

▼ Let's try!

トイレをする姿を見せたがる子はあまりいないかもしないが，うんちをする真似は見せてくれると思う．うんちをする真似でも，実際にうんちをするところでも見せてくれたら，大げさ過ぎるくらいに喜んで褒めてあげる．「あら上手!!」「くっさーい！ うんち出せたね！」「上手！ もっとたくさん出せるかな？」など，子供達がもう一度見せたくなるように語りかける．

トイレで排便ができるようになり，お気に入りのキャラクターのパンツを買ってもらうと，外来でパンツを見せてくる子もいる．専門外来で診察が終わった後に，いつまでもチンチンのところを触っている子がいた．変わった子だなと思っていると，お母さんが，「パンツを見せたいんだと思います」と小さな声で教えてくれた．「そっかぁ！ ごめんね．先生気づかなかったよ！ カッコいいパンツだね！すごいね，おにいさんパンツになったんだね．トイレでうんちできるんだもんね！」といつも以上に褒めてあげると，満面の笑みで帰って行った．「おにいさんパンツ・おねえさんパンツ」も子供達を刺激する魔法のキーワードである．

❹ 子供達は褒められると繰り返す／25％ルールで褒める

大人も子供も，基本的には褒められて悪い気がする人はいない．特に小さい子供達は褒められるのが大好き．「カッコイイ！」「スッゴい！」「上手！」など大げさ過ぎるほどに褒めてあげると調子に乗って，何度も何度も同じことを繰り返して見せてくる．

褒めるときは，100点満点中25点できたら褒めてあげる．大人が期待する

レベルは大人が勝手に設定したもの．子供達が設定したレベルに達しているから，子供達は誇らしげに見せてくれるのだ．だから，誇らしげに見せてきたら褒めてあげる．自信がなさそうにしている子にも，25点取れていれば，褒めてあげる．すると子供達は，自信をもって次のことに挑戦するようになる．

✓ Let's try!

「25％できたら褒めてあげる」という話をすると，お母さん方から「えっ？ そんなことで褒めていいんですか?」という返答が返ってくることがある．「大人が求める目標の25％できたら，子供をどんどん褒めてください．褒められれば，子供はその行動を繰り返します．ただ，いきなり難しいゴールを設定すると，なかなか褒められません．ですので，まずはトイレに入ることから始めましょう．トイレに入れたら褒めてあげます．トイレに入るのも嫌がるようなら，まずはトイレの電気をつけるところから始めても構いません．そして，できたら褒める．電気のスイッチが押せたら，今度はトイレのドアを開けること，それができたら褒めてあげる．ちょっとずつ，ちょっとずつ『トイレでうんちをする』という最終ゴールに向かって進んでいきます」というような話をする．

❺ スモールステップでコツコツと／できなかった行動よりもできた行動に注目する

難し過ぎる目標設定をするとヤル気を失うのは，SMARTの法則でも述べたとおりである．いきなり完成形を求めるのは，子供達には無理．「躰道」に例えると，まずは手の形から，手の形ができたら右手の動き，右手の動きができたら左手の動き，左右できたら初めて同時にやってみて，手ができたら今度は足の動きというように，1つの技もバラバラにしてちょっとずつちょっとずつ小さなステップに分解して教えていく．もちろん，それぞれのステップができるようになれば，大げさ過ぎるくらいに褒めてあげる．

大人はどうしてもできなかったことにばかり着目しがちである．すると，どうしても子供達を褒められなくなってくる．できなかったことを注意する前に，できたことをメチャクチャに褒めてあげると，できないことにも挑戦する気持ちが盛り上がってくる．これは原因論と目的論で述べたとおりである．

✔ Let's try!

　できなかったことに着目すると，親子共々気分が落ち込んでしまう．もともと，便秘の子をもつお母さんは誰にも子供の便秘のことを相談できず，相談できても解決につながるアドバイスをなかなかもらえずに，1人で悩みを抱え込んでいる場合が少なくない．自信を失い，自己肯定感も落ちてくる．「周りの子はトイレでうんちができているのに，うちの子はいつまで経ってもできない」というような悩みを1人で抱え込んでいる場合もある．まずは医療従事者が，がんばっているお母さん・お父さんのできたこと，できていることを認めてあげて，褒めてあげてほしい．大人だって褒められると嬉しい．そのことが，子供のできたことを認めて，褒めてあげるという行動につながっていく．

　そして，子供のできたことをお母さん・お父さん，子供達と一緒に喜ぼう．「できた」ことはどんな些細なことでも構わない．トイレのスイッチを押せたことも一緒に喜ぼう．トイレのドアを開けられたことも一緒に喜ぼう．怖くてスイッチを押したがらなかったら，スイッチに触れただけでも褒めてあげてほしい（25％ルール）．とにかく，小さなことからちょっとずつ（スモールステップで），できたことを褒めてあげて，一緒に喜んでほしい．参考までに，**表3-7-1**にスモールステップでのトイレットトレーニングの一例を示す．「いいね！」をたくさん出してヤル気UP!!（p.78）でも述べたように，できたことを認めてあげると，できなかったこともできるようになる．養育者も医療従事者も，子供のできたことを認めてあげて「いいね！」をたくさん出してあげることが重要である．

❻ 抽象的な指示ではなく，具体的に指示する

　子供には抽象的な概念，特に日本人特有の阿吽（あうん）の呼吸というのは理解できない．大人でも抽象的な概念は，個人個人でとらえ方の違いがあるので，ミスコミュニケーションの原因になる．ましてや，子供ではなおさらである．教えるときには具体的に子供達が理解できるレベルにまで分解して，ひとつひとつ順序立てて具体的に説明する．

　例えば「そこにちゃんと座ってて」というような指示は抽象的な指示になる．この場合は「この線のところにみんなの足の先を揃えてください」「その線から足を動かさないで三角座りをしてください」「隣のお友達とぴったりくっついて」「先生から名前を呼ばれるまでは両手で膝を持ったまま座って

表 3-7-1　スモールステップでのトイレットトレーニング（例）

```
1.  トイレの電気のスイッチを押す
2.  トイレのドアを開ける
3.  トイレの中に入る
4.  トイレの中で，おむつにうんちができる
5.  便座に服を着たまま座る
6.  便座にパンツを下ろして座る
7.  パンツを下ろして，便座に座って，本を読む
8.  パンツを下ろして，便座に座って，いきむことができる
9.  毎食後，トイレに行って，パンツを下ろして，便座に座って，
    いきむことができる
              ⋮
XX. トイレで一人でうんちができる
```

いてください」という具合に，できるだけ細かく分解してひとつひとつでき
たことを確認しながら進めていく．ある言い方をしてみて，通じていないな
と思ったら，別の表現に変えて伝えてみる．「三角座り」で通じなければ，「足
をお山」「お膝を曲げて」など別の伝え方をしてみる．子供達の頭にすっと入
ると，子供達は行動してくれる．

Let's try!

　肛門の周りの筋肉を上手にゆるめつつ，おなかに力をいれて排便をするという
のは，子供達にとっては至難の業である．そして，それを具体的に子供達に説明
するのも至難の業である．まさにわれわれは本能的に排便をしているのだが，そ
れを意識的に排便する方法として教えるというのは難しい．「『うーん』してごらん」
と言いながら，いきんでいる様子を見せてあげるというのがよくあるパターンか
と思う．便座に座ったまま，お母さんと手を繋いで引っ張り合いっこをしながら
いきむのを教えたお母さんもいた．お母さんと向かい合うかたちでハグして，お
母さんをぎゅーっと抱きしめるようにしていきむ方法を教えたお母さんもいた．
それぞれの子供達に合った方法を工夫しながら伝えてみてほしい．

❼ 一度に指示することは 1 つだけ

　子供達が頭の中で処理できる情報は 1 つだけ．中には同時に何個もの指示
を処理できる子もいるが，原則的には 1 つだけ．したがって，1 つの情報の

処理をし終わる前に次の指示を出すと混乱してしまい，できることもできなくなってしまう．大人からするともどかしく，イライラすることもあるが，ひとつひとつできるのを待ってあげてから次の指示をする．

🏷 Let's try!

ついついわが子がもたついていると，「ほらっ！ トイレ行って，乗っかって，パンツ下ろして，ハイッ！ 出して‼」とまくし立てるように指示をしたくなるが，ひとつひとつ，子供が行動を終えるのを確認してから指示をするようにする．なかなか行動しない，なかなかできない子供を見ていると，ついついイラついてしまう気持ちは，筆者も父親として理解できるが，「待ちましょう，この子のペースで」と養育者に伝えつつ，診察台になかなか乗ってくれない子供達を待ってあげる余裕も，われわれには必要であると思う．まず隗より始めよ．

❽ 役者になりきる

筆者が「躾道」を教えるときには「そごうせんせい」という役になりきっている．したがって，ふだんの素の筆者自身とは違う．小児科医をしているときも小児科医の「そごうせんせい」になっている．家のソファで食後に寝転がって，そのまま寝入ってしまうような素の筆者，「父ちゃん」とは違う．

🏷 Let's try!

子供を褒めるのが苦手なお母さん・お父さんには，「今のお母さん・お父さんと別のキャラとして『褒めるとき用のお母さん・お父さんキャラ』を作ってみてはいかが？」と勧めている．そして，褒めるときには，そのキャラになりきって俳優になったつもりで思いっきり演じてもらう．褒め上手の友人などを思い出して，その人になったつもりでもよいかもしれない．映画やドラマの中の理想の母親・父親でもよいかもしれない．思いっきり演じて，思いっきり褒めてあげる．褒め過ぎるということはない．これはコーチングではモデリングという手法である．

❾ 子供達のすべての行動には肯定的意図がある

子供達が大人にとって困った行動をしても，その裏には子供達なりの理由がある．その理由に気づいてあげると，大人もイライラせずに対応できるし，子供達ももっと大人が困らない別の方法を選択することができる．子供達なりの理由を理解して，大人が対応を変えてあげると，子供達の行動も変

わることがある.

⌨ Let's try!

便秘の子供達の中には，周囲の大人たちからすると"問題"と思われる行動をとることがある子がいる.「トイレを怖がり，入ることを頑として拒否する」「うんちをしても気づかずに，家中あちらこちらにコロコロのうんちを落として歩く」「うんちをするときに大声を上げて家中を走り回る」などである.しかし，これらの大人たちからすると"問題"と考える行動には，子供達の肯定的意図が隠れている.

トイレに入るのを怖がる子に理由を聞いてみると，「トイレに座ったときにウォシュレット®の音がするのが怖い」という子がいた.その子は，便座のウォシュレット®を外しただけで，トイレでうんちができるようになった.「うんちをしたときに便器の中の水が跳ね返ってお尻が濡れるのが怖い」という子もいた.その子は，採便用のカップを使うことにより，トイレで排便ができるようになった.

多くの子供達は過去に経験した排便時の嫌な記憶のため，排便に恐怖を感じるようになる.うんちを漏らしたことを過去に怒られたために，うんちが漏れたことに気づかないふりをする子もいる.しかし，トイレで排便ができたら褒めてあげるようにすると，トイレで排便すると褒められるということがわかり，排便を我慢せずにトイレで排便をすることで，便失禁がなくなった.

大人たちにとって困った"問題"行動に着目するのではなく，大人たちが"問題"と考える行動を子供がとる理由を理解して，どうしたらよいかを一緒に考えてあげることで解決に向かう.

本項の最後に，大日本帝国海軍連合艦隊司令長官であった山本五十六元帥の有名な言葉をいくつか紹介したい.

『やって見せ，言って聞かせて，させてみて，褒めてやらねば人は動かじ』これは，まずは手本を見せ，次に口で説明をする，そして実際にやらせてみる，最後に褒めてあげることにより自ら行動するようになる，という意味である.この言葉は部下の指導育成やリーダー論，教育などの場面で引用されることが多いが，便秘治療におけるトイレットトレーニングにも使える.「やって見せ」の段階では，まず自分がうんちをするときに一緒にトイレに連れて行ってみる.「言って聞かせて」の段階では，絵本などを使って，うんち

のことを子供と話してみる．「させてみて」の段階で，まずはトイレに連れて行って，まずは座らせてみる．スモールステップを忘れずに．「褒めてやらねば人は動かじ」では，できたことを思いっきり褒めてあげる．できなくても，叱ってはいけない．褒め方はいろいろで，シールを貼ってあげたり，ハグしてあげたり，チューしてあげたり，子供達が喜ぶ方法でよい．この『やって見せ，言って聞かせて，させてみて，褒めてやらねば人は動かじ』という言葉はとても有名だが，実はこの言葉に続きがあることをご存知ない方が多い．この言葉には次のような続きがある．

　『話し合い，耳を傾け，承認し，任せてやらねば，人は育たず』これは，「すべての行動には肯定的意図がある」とピッタリ重なる．子供達なりの理由を聴いてあげて，それを認めてあげる．そして，子供達がどのような方法を選択するかを任せてあげる．実は，これにはさらに次のような続きがある．

　『やっている，姿を感謝で見守って，信頼せねば，人は実らず』親御さん達には，子供達がうんちをしている姿を温かい気持ちで見守ってほしい，「がんばってくれて，ありがとう」と感謝の気持ちで．憎たらしい生意気な口をきくようになったら，生まれてきたときのことを思い出して，「生まれてきてくれてありがとう」と感謝の気持ちを伝えてみる．そして，子供達の成長を信頼して，ゆっくりと見守ってほしい．子供達の成長のスピードはそれぞれ異なる．早い子もいれば遅い子もいる．トイレットトレーニングの進み具合も同様である．われわれ小児科医は，ついつい正常な発達の基準に当てはめて考えてしまう．親御さんも，ついつい健診や保育所・幼稚園から聞かされる正常な発達と自分の子供達を比べてしまう．それが子供達も親御さん自身も苦しめていることに気づかずに．

　「この子のペースだから，待ちましょう」「大丈夫だよ，一生，トイレでうんちできない子なんていないから」ということを，筆者は繰り返し外来で親御さんに伝えている．トイレットトレーニングの早い子も遅い子も可愛いわが子に変わりはない．その子なりのペースでがんばっているので，ゆったりとした気持ちで見守りながら，それぞれのペースでの成長を待とう，われわれ小児科医も．

和式トイレは世界を救う!?
― 便秘に有効な便座の座り方・姿勢

❶ 和式トイレの座り方のほうが排便しやすい？

　図 3-8-1 は日本の新幹線車内のトイレに掲示されている注意書きの一部であるが，筆者は何のために掲示されているのかいつも不思議に感じていた．「×」の図のように，便座に座らずに，便座の上に乗ってうんちをするなんて，洋式トイレが普及していなかった明治維新の頃ならいざ知らず，文明の発達した現在であれば，便座の座り方は誰でも知っている．「発展途上国から来日者の外国人の中には洋式トイレが普及していない地域から来ている人もいるかもしれないから」なんてご意見もあるかもしれないが，そもそも日本に来ることができる人であれば，発展途上国の中でも裕福な生活を送っているほうであると思われるし，洋式トイレの使い方も理解されているはず．では，どうして洋式便座に和式便器のように座ることがあるのだろうか？

　実は，和式便器のようにしゃがんで座るほうが，便を肛門から排出しやすいといわれている．したがって，便秘の人が洋式トイレの便座の上に「×」の図のように座って排便していることがあるのではないかと考えられる．

　ちなみに便座の上に座ると何が問題かというと，便座が割れてしまうことがあるからである．トイレの便座の耐荷重は，日本産業規格(JIS)で定められている強度試験で便座中央部に上から約 153 kg の荷重を 10 分間かけても割れない強度があり，便座にふつうに座れば，体重が座面全体に分散されるので，相当に体重が重い人が乗っても割れたりしないという．しかし，**図 3-8-1** の「×」の座り方，つまり便座の上に和式便器で排便するような形で乗っかると，踵部分に体重の半分ずつが集中するので，便座は割れてしまうことがある．実は筆者の病院の医局前職員用男子トイレでも 2 回続けて便座が割れた．このトイレを使用する職員で 150 kg を超えるような体重の人は

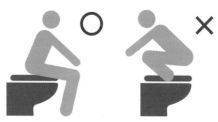

図3-8-1　新幹線車内トイレの注意書き

いないので、「×」の座り方、つまり便座に和式便器でうんちをするような形で乗っかったのだろう。結果、現在はそのトイレにも新幹線と同じような注意書きのシールが貼られている。

　では、なぜ和式便座のほうが排便をしやすいのか？　その理由は**肛門と直腸の角度**にある（**図3-8-2**）。洋式便座に座る姿勢の場合、骨盤が前に傾き直腸と肛門の角度が鋭角になるため、この部分で硬い糞便が引っかかってしまって出しにくくなる。一方で和式便座に座る姿勢では骨盤が後ろに傾き、直腸と肛門の角度が鈍角となり、硬い糞便が引っかかることなく、すんなりと排便ができる。重度の便秘の人は排便をしやすい姿勢を自然に身につけているため、洋式トイレの便座の上で和式トイレの座り方をして排便をする人がいるかもしれない。先進国では現在ほとんどが洋式トイレである。日本でも現在、和式トイレの需要は年々減っているようである。

❷ 排便時の足台の利用と姿勢

　図3-8-2の上の写真（**図3-8-2a**）は、子供が洋式トイレにふつうに座っている状態である。当然、足が床に着かないのでプラプラになるし、体は前傾姿勢になる。この状態では、シェーマ（**図3-8-2b**）のように恥骨直腸筋が直腸を引っ張って、直腸と肛門が鋭角になる。一方、下の写真（**図3-8-2c**）は、ホームセンターなどで1,000円程度から売っている折りたたみ式の足台を使っている。足がお尻の高さに近くなるようにやや高めの足台がお勧めである。この状態では、体は上の写真（**図3-8-2a**）のように前傾しているが、骨盤はやや後傾する。すると、シェーマ（**図3-8-2d**）のように恥骨直腸筋がゆ

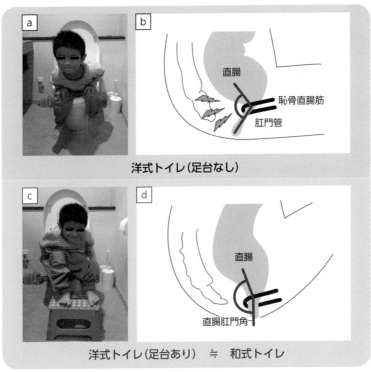

図 3-8-2　洋式便座に座る姿勢（足台利用の有無の比較）

るみ，直腸と肛門がまっすぐに近くなる．また，下の写真（**図 3-8-2c**）では補助便座を使用していないが，子供用補助便座を利用するともっと安定するので，より排便をしやすくなる．

　足が床に着くくらいの子供であれば，一般的なネット通販でも購入できる洋式トイレ用足台（商品名：Squatty Potty スクワティポティーなど）が使用できる．高さが 18 cm 程度と低めだが，便秘の人専用に開発された足台である．使わないときには便器のほうに寄せて収納できるように U 字型になっている．

　このような足台を使うだけで便秘が解消される子もいるので，便秘の子供には足台を使うように指導することも有用である．

9 基礎疾患のある子供の便秘 (器質性便秘症) の治療

　基礎疾患のある子供達の便秘治療は，基礎疾患のない慢性機能性便秘症とは異なる配慮や治療コンセプトが必要となる．

　発達障害の子供達は便秘になりやすく，治療にも苦慮する．重症心身障害児・者も，さまざまな要因から便秘を発症しやすいが，基本的な治療コンセプトは発達障害の子供達と同じでよい．また，心身症の一症状として便秘がみられることがある．心身医学的なアプローチを必要とすることも少なくないが，排便コントロールを行うことで身体症状の１つから解放されることは治療ステップの１つとして重要である．

　牛乳アレルギーによる便秘は，乳児期だけでなく，年長児にも隠れていることがある．医師が気づくか気づかないかで治療方針・治療効果が大きく変わる．牛乳以外の食物アレルギーで便秘になることもあるが，まれである．しかし牛乳以外の食物が原因であってもアプローチのしかたは同じである．

　yellow flags は「最初から薬物治療を併用する，または治療経験の豊富な医師への紹介を考慮すべき徴候」とされているが，わが国でモビコール® が使用できるようになって以降，専門医以外の医師でも治療できる患者の幅が広がったと考えている．どこまで自身で診ていてよいか，むしろ迷うことが多くなったかもしれない．ここで解説する血便を呈する症例と，肛門の異常がある症例については，yellow flags に該当する症例であるが，本書を一読していただき，適切な時期に，躊躇わずに，治療経験の豊富な医師へ紹介していただきたい．

❶ 発達障害のある子供の便秘

　自閉スペクトラム症や注意欠如・多動症（ADHD）などの発達障害のある子供達は，排便に関心が向かない，独特のこだわりがある，特殊な食癖などから便秘になりやすく，かつ難治となる．一方で，独特のこだわりにヒットすると，排便や治療に関心が向き，よい方向に作用することもある．

　症例によっては，ゴール2もしくはゴール3（p.73〜75）を最終ゴールとし，服薬中止を目指さないという選択肢もあることを養育者へ伝える．そのうえで治療方針を養育者とともに決定する．ただし，治療が順調に進み，最終的にゴール4（服薬中止）を目指すことに最終ゴールを変更してもよい．

　極端な偏食を示す症例も多いが，成長とともに食べられる食材が増えてくることもあるので，無理のない範囲で食べられる食材の種類を増やす工夫を養育者には続けてもらう．前述した食事指導（p.126）も必要となる．服薬を嫌がる場合には，服薬できる剤形や服薬方法を薬剤師とも相談する．

　トイレットトレーニングのペースもゆっくりであるため，子供の成長を養育者とのんびりと見守るつもりで，医療従事者も治療に当たる必要がある．

　発達障害の未診断例や，いわゆる「グレーゾーン」の児に関しても，養育者や患児本人とラポールを築きながら，診断例と同様の治療コンセプトで治療を進めていく．しかし，養育者自身が育てにくさを感じていながらも，一方で「発達障害というレッテルを貼られたくない」という気持ちも同時に養育者の中には存在する場合が少なくない．このような場合には，子供の成長を養育者と一緒に喜びながら，タイミングを見計らって，ゴールの設定とそのためのアプローチを伝えていく．筆者は，治療していく中で，患児が苦手なことをどのようにサポートしていくかを考える過程で，必要があれば社会資源の活用を養育者へ提案するようにしている．

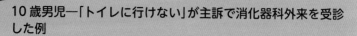

症例21

10歳男児—「トイレに行けない」が主訴で消化器科外来を受診した例

現病歴　小学校1年生の頃から学校のトイレで用が足せなくなった。排尿は先生に付き添ってもらえば行けるが，排便は我慢しすぎて嘔吐して呼び出しがあり，その後に便失禁もしてしまった。小学校1年生の秋に近医で排便コントロール目的にピコスルファートナトリウムを処方されたが，学校で排泄をできない状況は変わらず，精神科を受診し，アリピプラゾールを処方され，服薬中。家ではトイレに行っている。排便は2日に1回，家以外のトイレでは排泄行為が行えないということで，筆者の施設を受診した。

経過　初診時の問診表には「自宅以外でトイレに行けない」が主訴であったため，看護師が筆者のところに，受付をしても大丈夫かどうか確認に来た。まずは話だけは聞いてみようということで受付をしてもらい，診察室へ入ってもらった。両親と一緒に患児もうつむき加減で入ってきた。挨拶をした後に，患児に聞いてみた。

筆者「旅行に行ったりとかしない？」

患児「する」

筆者「そのときは何日も家に帰れないけど，そのときもずっとうんちもおしっこもしないの？」

患児「北海道旅行（2泊3日）に行ったときは，うんちはしなかったけど，おしっこはした」

筆者「そっか。おしっこはできるんだ。それ以外は家以外でうんちとか，おしっこしたことないの？」

患児「おしっこはしたことあるけど，ほとんどしない」

筆者「そうなんだ。家以外でもおしっこしたことあるけど，ほとんどしないんだ。どうして，おしっこしないの？」

患児「うんちしている人がいると嫌だから」

筆者「うんちしている人がいると嫌なんだ。どうして？　くさい？　におうから？」

患児「よくわからない」

筆者「じゃあ，うんちしている人が絶対にいなかったら，大丈夫？」

患児「うん」

筆者「学校のトイレって，男の子はうんちしないじゃん？」

患児「うん」

筆者「だけど，学校のトイレでおしっこできないのはどうして？」

患児「友達におしっこしているのをみられるのが嫌」

筆者「そうなんだ。そうかそうか。じゃあ，もし仮に自分専用のトイレが学校にあったら行ける？」

患児「うん」

筆者「例えば職員室の前のトイレとかは，学校の先生しか来ないから，友達は入って来ないじゃん？　そこだったらどう？」

患児「行けない」

筆者「どうして？」

患児「先生に見られるのが嫌」

筆者「そうか，誰かに見られるのが嫌なんだ．じゃあ例えば，職員室のトイレの前に○○君がトイレに入っていることがわかる目印が出ているときには先生も入らないっていう約束ができたら，どう？　トイレ行けそう？」

患児「うん．行けそう」

やりとりをずっと黙って見つめていた両親に目を向けて，筆者は「と，本人は言っていますが，いかがでしょう？」と聞いてみた．母親からは「そんな方法思いつきもしなかったです」との言葉が，父親からは「そういえば，手指乾燥機の音を怖がってから，トイレに行かなくなった．音に敏感で，トイレの自動洗浄機能も怖がって，祖父母の家のトイレにも行かなくなった」とのことも語られた．モビコール®1日1回1包を処方し，学校側と，トイレで本人が排尿中に誰も入らない工夫をできるか相談してみてはどうかと提案した．その後，学校側と相談し，授業中に先生が肩を叩くとトイレに行ってよいという合図を決めて，授業中にトイレに行くようにした．デパートでも誰もいないときに排尿できるようになった．また，耳栓をしてトイレに入ったりと工夫をしている．

考察・ポイント　「自宅以外のトイレで排尿排便ができない」という，両親の視点からしてみると"問題"と感じるような行動の背後にある，肯定的意図を明らかにすることによって，解決方法を見つけることができた．児童精神科の処方内容からしても，患児は自閉スペクトラム症であると思われる．「音に敏感」というのは感覚過敏なのであろう．小学校入学以来約4年間，両親を悩ませていた問題が10分程度の患児との会話で解決の糸口が見える．コーチング的アプローチの結果である．コーチングでは，Goal（目標の確認），Reality（現状の確認），Option（選択肢，方法），Will（意思の確認）の頭文字をとって，GROWモデルという手法で質問をしていく．本症例ではGoalは「家以外のトイレに行く」と明らかであったので，Reality（現状の確認）から入っていった．本症例と同様に，意外と現状をしっかりと把握できていないことが多い．今回は現状を確認することで，自然とOption（選択肢，方法）が見えてきて，本人の意思確認（Will）をしながら，解決へと向かうことができた．モビコール®は排便を我慢しても，苦痛なく排便ができるように（ゴール2），少量のみ使用した．

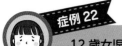

症例 22

12 歳女児―自閉スペクトラム症に対する便秘治療の例

現病歴 乳児期には1日数回の排便があった．2歳頃から排尿はトイレでできたが，排便はオムツかパンツ内にしていた．小学校入学後もパンツ内の排便は続いた．小学校高学年になるとパンツに泥状の糞便が付着するようになり，いつも臭いが漂っている状態であった．スクールカウンセラーから受診を勧められ，1回浣腸をされた以降は通院していない．中学校入学後も同様の状況は続いたため，スクールカウンセラーに再度相談し，近医を受診した．腹部超音波検査と腹部単純X線検査にて，直腸に大きな便塞栓があり，外来での治療は困難と判断され，精査・加療目的で筆者の施設へ紹介となった．既往歴は自閉スペクトラム症，精神発達遅滞．生活歴としては，母親が育児放棄のため両親は離婚，父方祖母と父親との3人暮らしであるが，祖母は車椅子生活であった．

経過 本人へ最終排便を確認すると，「覚えていないくらい前」とのこと．本人にどうなりたいかと尋ねてみると，「うんちが毎日出るようになりたい」とのことであった．ただし，入院治療や浣腸での便塞栓除去には強い拒否があった．そこで，

筆者「毎日，うんちが出るようになったら，どんなことができる？」

患児「ぴょんぴょん飛び跳ねることができる」

筆者「そうか，ぴょんぴょん飛び跳ねることができるね．他にどんなことしてみたい？」

患児「パパに肩車してもらいたい．あと，パパのおなかに乗っかりたい．パパのおなかの上でぴょんぴょんしたい！」

筆者「そうだよね．パパに肩車もしてもらえるね．おなかの上にも乗っかれるね．他にどんないいことがあるだろう？」

患児「うんちが出て，おなかがへっこんだら，モテるようになる！」

筆者「そうかぁ，モテるようになるんだぁ．ちょっとじゃあ想像してみて，うんちがいっぱい出て，おなかがへっこんで男の子にモテるようになって，ぴょんぴょん飛び跳ねてもうんちが出ないから安心だね．パンツにうんちが付いていないからパパに肩車もしてもらえるね．パパのおなかの上に乗っかってぴょんぴょんしたら，パパはちょっと苦しいかもしれないね(笑)」

患児が父親のほうを見て，表情が明るくなっているのを確認すると，

筆者「でもさ，○○ちゃん，うんち毎日出るようにするには，ちょっとがんばらなくちゃいけないこともあるんだけど，がんばれる？」

患児「何？」

筆者「病院にお泊りして，お尻からうんちが出る薬を入れて，おなかの中に溜まっているうんちを全部出すんだけど，お尻からお薬入れるときは眠くなる薬で寝てるから大丈夫．眠くなる薬を体に入れるために注射もするけど，お薬塗って痛くないようにしてからやるから大丈夫」

患児はしばらく考え込んだ後に自分で入院することを決めることができた.

　入院後, 30 Fr の直腸カテーテルを直腸に挿入すると同時に直腸内にある便塞栓内にカテーテルを貫通させ, ガストログラフィン®を注入した. 直腸内に骨盤腔を占拠する大きな便塊があり, 口側にも硬便が貯留していた. 同日にクエン酸マグネシウム内服を行ったが, 3 日後の骨盤 MRI では直腸内の便塞栓は残存していた. 大腸内視鏡前に用いる腸管洗浄薬ニフレック®(マクロゴール 4000)を内服し, ESPGHAN/NASPGHAN 合同ガイドラインの便塞栓除去の方法に準じて, マクロゴール 4000 を 1～1.5 g/kg(モビコール®として 12 包/日)を 6 日間投与後, モビコール®の年齢別最大量である 6 包 分2 とした. 12 包/日を 6 日間継続後の腹部超音波検査では, 直腸上部に 8 × 6.5 cm の硬便が残存していた. 1 ヵ月後の腹部超音波検査では, サイズは縮小したものの, まだ直腸に便塊が存在していた. モビコール®を継続し, 3 ヵ月後の腹部超音波検査では直腸内の硬便は確認できなくなった.

考察・ポイント　　自閉スペクトラム症の児では, 本症例のように排便に関心が向かなくなった結果, 大きな便塞栓を生じて難治となることがある. また, 独特のこだわりのためにいったん治療を拒否されてしまうと, 十分な治療を行うことも難しくなる. したがって, コミュニケーションが可能な児では, 本症例のようにコーチング的アプローチを行うことが有効である. 本症例のもう 1 つのポイントは, 巨大な便塞栓をどのように除去するかという点である. 通常はガストログラフィン®を直腸内注入すると硬い便は溶解するが, 本症例は注入 3 日後にも大きな便塞栓が残っていたために, ESPGHAN/NASPGHAN 合同ガイドラインに準じた便塞栓除去の方法(わが国では承認されていない用量・用法)を用いた. モビコール®の主成分であるマクロゴール 4000 は, 大腸内視鏡前の腸管洗浄薬ニフレック®にも含有されており, 1 日目は入院中にニフレック®で, その後, 6 日間はモビコール®を 12 包 分2 での服薬を続けてもらった. 特殊なケースであるため, このような症例では専門医療機関と連携を行いながら治療するべきである.

② 過敏性腸症候群(IBS)が関与する便秘

　便秘型過敏性腸症候群と慢性機能性便秘症の境目については，小児慢性機能性便秘症ガイドライン作成時から筆者自身でも明確にはできていない．実際にガイドライン作成委員会でも議論されたが，明確な答えはなかった．明らかに心因ストレスが加わったときに，排便回数が減少し，腹痛が起こり，硬便を排泄した後は腹痛が消失するというような典型的な経過をたどる症例はわかりやすい．自覚症状として排便回数減少はなく，便貯留がそれほどでもないにもかかわらず，腹痛を主訴に来院し，排便すると腹痛が消失するような症例では，IBS なのか？　便秘なのか？　判断に迷うことがある．

　便秘型過敏性腸症候群では，原則的にモビコール®を1包もしくは2包／日を固定で投与して，ふだんから便性が硬くなりにくいようにする．慢性便秘症とは異なるので，ゴールが達成でき，糞便が溜まって腹痛をきたすことがなければよいので，**図 3-4-3**(p.108)のとおり，便の硬さを見ながら投与量を調整する方法でよい．

　混合型過敏性腸症候群では，**図 3-4-3** のとおりにモビコール® 投与量調整を指示し，モビコール® 単独で治療してもよい．ただし，2020 年 3 月時点で，モビコール® は慢性便秘症の適応のみである．

　モビコール® 投与でも腹痛がコントロールできない場合には，年少児では小建中湯（しょうけんちゅうとう）を使用することがある．また，年長児においては浸透圧性下剤(緩下剤)を使用せずに，桂枝加芍薬大黄湯（けいしかしゃくやくだいおうとう）を 1 日 1 回 1 包，桂枝加芍薬湯（けいしかしゃくやくとう）を 1 日 2 回 2 包，投与することがある．

> **処方例 ▶** 桂枝加芍薬大黄湯　夕 1 包＋桂枝加芍薬湯　朝昼各 1 包(食前投与)

　上記処方でも便が出にくい場合には，桂枝加芍薬大黄湯 2 包／日，桂枝加芍薬湯 1 包／日とする．

　また，上記治療でも腹痛コントロールが困難な場合は，上皮機能変容薬の使用を検討するが，好酸球性胃腸炎の鑑別のために内視鏡検査を行うことを勧める．

症例23

11歳男児─便秘型過敏性腸症候群に対する漢方薬治療の例

現病歴　3ヵ月前から腹痛があり，かかりつけ医で整腸薬，酸化マグネシウム，H₂ブロッカーなどで10日ほど様子をみられていたが改善はなかった．総合病院を受診し，血液検査，腹部超音波検査で異常なく，IBSを疑われ，ポリカルボフィルカルシウムを内服したが改善なく，整腸薬のみで2ヵ月ほど様子をみられていた．しかし，腹痛は持続するため，患児本人と家族の内視鏡検査の希望があり，筆者の施設へ紹介となった．

経過　身長141.8 cm，体重36.9 kg，体温37.0℃，心拍数72 bpm，呼吸数18回／分，血圧118/48 mmHg．皮膚にアトピー性皮膚炎が認められる以外は身体所見上，特記すべきことなし．問診では，排便回数は3～4回／週，Bristol便スケール1の便を排便．腹痛は朝が多く，起きて10分くらいすると臍腹痛があり，排便困難はなく，排便で改善する．排便で改善しなくても10分くらいでよくなる．夜間に腹痛で目が覚めることはない．腹部超音波検査でも異常はなく，消化器内視鏡検査は生検検体の病理所見も含めて異常はなかった．消化器内視鏡検査後，数日間は腹痛はなかったが，その後，腹痛が再燃．朝が一番痛くて，下校する頃には痛みが完全に消失している．酸化マグネシウム660 mg 分2，桂枝加芍薬大黄湯 2.5 g 分1夕食前，桂枝加芍薬湯 2.5 g 分1朝食前で治療を開始し，1ヵ月後の再診時には腹痛は完全に消失していた．

考察・ポイント　本症例はRome Ⅳ診断基準では便秘症と診断されない症例である．一方でIBSの診断基準も満たすかは微妙な症例でもある．最も近いのはRome Ⅳ診断基準では機能性腹痛（functional abdominal pain）ではないかと思われるが，一般臨床では，このような症例はIBSとして扱われると考えられる．通常の便秘治療では腹痛は改善せず，IBSの治療としてポリカルボフィルカルシウムを投与しても改善しない．便性が硬く，排便と腹痛は関連がありそうだが，患児本人にその自覚がなく，関連がはっきりしない．このような場合には漢方薬治療が有効であると考えている．

❸ 牛乳アレルギーが関与する便秘

　牛乳アレルギーを疑った場合には，2〜4週間の乳製品の完全除去を行う．加工食品も含めて制限するが，アナフィラキシーを起こすわけではないので，調理工程を別にする必要はない．母乳育児中であれば，母親も乳製品完全除去を行う．通常，2週間程度の制限で便通が改善するが，母乳を与えている場合には4週間，排便の様子を観察する．

　牛乳制限の期間に関しては3ヵ月程度とする施設もあるが，筆者らは経験上，3ヵ月程度の制限では高率に再発するため，6ヵ月〜1年程度の除去を続けている．離乳食開始前であれば，1歳から制限を解除する．離乳食開始後であれば，6ヵ月の乳製品完全除去後に制限を解除する．

　制限を解除する場合には，パンやビスケットなどの乳製品を含む加工食品を少量ずつ毎日与え，排便回数の減少や排便困難がないことを確認しながら増量する．それができたら，ホワイトソースや加熱した牛乳などを，排便回数の減少や排便困難がないことを確認しながら与えてみる．次にヨーグルトや牛乳などの生乳を与えてみて，排便回数の減少や排便困難がなければ終診としている．加工食品から生乳摂取まで，3ヵ月を目処に行ってもらっている．90％以上の症例では問題なく摂取できるようになるが，10％程度の症例は即時型アレルギー反応を起こすことがある．したがって，日中にすぐに医療機関に受診できる状態のときに初めての食材は与えてもらうようにしている．この点はアレルギー専門の先生方からさまざまなご意見をいただくかもしれないが，筆者の診療科での方法ということでご容赦いただきたい．

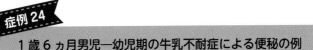

症例 24
1 歳 6 ヵ月男児—幼児期の牛乳不耐症による便秘の例

現病歴 患児は生後 4 ヵ月頃から母乳から人工栄養となり，その頃より便秘傾向となり，来院時にはピコスルファートナトリウムを使用しなければ排便がなく，著明な腹部膨満と成長障害〔身長 74.1 cm(−1.88 SD)，体重 8.0 kg(−2.08 SD)〕が見られた．注腸造影検査と直腸生検からは Hirschsprung 病は否定的であった．来院時には牛乳は嫌いであったが，ヨーグルトやチーズはよく食べ，夜に 1 回フォローアップミルクを与えていた．牛乳アレルギーを疑い，加水分解乳へ変更し，牛乳，乳製品の完全除去を母親へ指示した．

経過 3 週間後の再診時には，「毎日排便はあるが，ピコスルファートナトリウムを使用しないと出ない」とのことであった．母親によく確認してみると，「加水分解乳を嫌がったため，フォローアップミルクを与えていた」とのことであった．初診時の血液検査では，非特異的 IgE は 106/mL，食物抗原特異的 IgE はそれぞれ，牛乳＜ 0.34 UA/mL，αラクトアルブミン＜ 0.34 UA/mL，βラクトグロブリン＜ 0.34 UA/mL，カゼイン＜ 0.34 UA/mL，チーズ＜ 0.34 UA/mL であったが，加水分解乳への変更と牛乳・乳製品の完全除去を再度指示し，牛乳のリンパ球刺激試験を実施した．4 週間後の再診では，「ピコスルファートナトリウムなしでも排便はあるが，毎日ではない」とのことであった．さらによく確認すると，「フォローアップミルクは中止したが，ヨーグルトやチーズは与えていた」とのことであった．母親には 2 週間限定でよいから，牛乳と乳製品の完全除去を行うことを再々度指示した．リンパ球刺激試験は 7.2(S. I.) と陽性であった．2 ヵ月後の再診時には乳製品完全除去はできており，ピコスルファートナトリウムを使用することなく排便が毎日みられるようになり，その後，成長の catch up も得られた．

考察・ポイント 発症は乳児期であるが，1 歳以降になって診断された牛乳アレルギーの患児である．本症例は筆者が最初に経験した牛乳アレルギーの例であるが，上司が診断に困り相談を受けた．成長障害もみられ，red flags が陽性であり，上司は当初，器質的異常を疑い，小児外科へ Hirschsprung 病の鑑別を依頼し，否定された．その後，問診から牛乳アレルギーを疑った．筆者自身，まだ経験も知識も少ない時期であったが，牛乳アレルギーで Hirschsprung 病様の便秘を起こすという論文を知っていたため疑うことができた．なかなか母親に納得してもらえず，乳製品完全除去まで時間がかかったが，完全除去により薬物治療を完全に中止でき，成長障害も改善した．

❹ 裂肛（切れ痔）と便秘の関連

　硬く大きな糞便が排泄されると，肛門が裂けて出血する．肛門からの出血のため，基本は鮮血であり，便の表面に血液が付着するだけで，便と血液が混じっていることはない．「お尻からポタポタと血が垂れる」「お尻を拭くと紙に血が付いている」「うんちと一緒に大量の血液が出てくる」などと訴える場合がある．通常は硬い便のときに出血する．

　便器が真っ赤に染まるほどの大量の出血であるにもかかわらず，痛がらないことも多い．したがって，「血便」「下血」として紹介されてくることが少なくない．排便時の強い痛みを訴える子では，それが排便我慢の誘引となり，便秘の悪循環に陥ってしまうこともある．いずれにしても，裂肛と便秘症の両方をターゲットにした治療が必要となる．

　裂肛が治るまでは，便性は泥状便（Bristol 便スケール 6）を目標とし，いわゆる「下痢」にする．2 歳未満であればラクツロースもしくは酸化マグネシウムで，2 歳以上であればモビコール® を投与する．直腸に硬い便が残っていそうな場合には，便塞栓というほど大きく硬い便でなくても，グリセリン浣腸で排泄したほうがよい．同時に強力ポステリザン® 軟膏を 1 日 2 回，肛門に注入する．通常は 2 週間続けると出血はなくなり，排便時痛もなくなる．

　2〜15 歳の子供達の 1〜2% には若年性ポリープがあるといわれているため，便性を柔らかくして裂肛の治療を 2 週間行っても血便が止まらない場合には，若年性ポリープを疑い，直腸鏡による観察もしくは直腸指診を行う．必要であれば専門医療機関に紹介し，下部消化管内視鏡検査を行う．また，ポリープ以外にも，直腸出血の鑑別疾患として，直腸粘膜脱症候群，消化管アレルギー（好酸球性胃腸炎），*Clostridium difficile* 関連腸炎，潰瘍性大腸炎などがあげられる．2 週間以上治療しても改善がない場合には，専門医療機関に紹介する．

4歳男児—便秘による裂肛を疑ったが，S状結腸ポリープであった例

現病歴　4～5ヵ月前に糞便に血液が混じり，お尻を拭いた紙に血液が付着したとのことで近医を受診した．便培養は陰性で，便性はやや硬便，肛門視診では裂肛なく，直腸指診でも腫瘤を触知しなかった．その後も血便を繰り返すことから，筆者の施設へ紹介となった．

経過　問診で，排便は Bristol 便スケール 4 の便で毎日あり，いきんでいる様子はなく，便座に座るとすぐに排便するとのこと．腹部は平坦，軟で便塊を触知せず，肛門視診ではスキンタグはなく，見える範囲には裂肛はなかった．直腸鏡を実施し，直腸粘膜は正常で，直腸にはポリープがないことを確認した．明らかな裂肛はないが，直腸に異常がなかったことから歯状線付近の裂肛を疑い，酸化マグネシウム 0.8 g 分 2 を処方し，2 週間後の再診とした．途中，急性胃腸炎に罹患した期間は服薬中止したが，便性が Bristol 便スケール 5～6 でも血便がみられた．2 週間後の再診時に腹部超音波検査を施行したところ，S 状結腸に内部が小さな嚢胞状構造の 1.8 cm 大の有茎性の腫瘤を認め，一部は結腸 - 結腸重積を起こしていため，緊急入院とした．下部消化器内視鏡検査でも，同部位に 2 cm 超の若年性ポリープを認め，内視鏡的ポリープ切除術を行った．

考察・ポイント　裂肛と，直腸もしくは結腸からの出血の鑑別ポイントの 1 つとして，糞便の表面に血液が付着しているのか？　糞便の中に血液が混じっているのか？　がある．前者では裂肛を疑う．本症例では，診療情報提供書には「排便に血液が混じり」という記載があり，消化管出血を疑うが，「拭き取りで紙に血液が付着」との表現もあり，こちらは裂肛を疑う．また，「便性はやや硬便」ということから，便秘による裂肛を想起させる．しかし，肛門視診ではスキンタグはなく，明らかな裂肛もない．ただし，歯状線付近に裂肛ができると肛門視診でははっきりしないこともある．本症例では直腸鏡でも異常がなかったため，便秘の治療を行い，血便が消失するかどうかを確認した．若年性ポリープは 1～18 歳の約 1％にみられるとされ，直腸から S 状結腸に好発する．本症例のように便性が Bristol 便スケール 5～6 で，いきまないでも排便ができる状態にして，2 週間様子をみても血便が続く場合には，専門医療機関への紹介が必要である．

⑤ 低位鎖肛が関与する便秘

　肛門狭窄のために，paradoxical diarrhea や少量の糞便がおむつに付着する程度にみられる場合，それを養育者が排便回数としてカウントしていることがある．したがって，排便回数だけでなく，有効な排便がなされているか，また排便量について，具体的に質問する必要がある．その結果，便秘を疑った場合には，肛門指診，肛門直腸診を行うことで，鎖肛を早期に診断できる可能性がある．さらに**図 2-3-1**（p.58）の要領で肛門位置を測定し，前方に位置し，直腸指診でバンド状の狭窄がある場合には，低位鎖肛を疑う．肛門に低位鎖肛を疑うような異常がみられる場合には，小児外科へ紹介する．

　鎖肛は，恥骨直腸筋と直腸盲端の位置関係により高位，中間位，低位の3つに病型に分類される．直腸盲端の位置が恥骨直腸筋の頭側の場合を高位，恥骨直腸筋の筋束内の場合を中間位，恥骨直腸筋の肛門側の場合を低位と分類される．

　男児では，肛門があるべき位置に開存せず，その前方の会陰皮膚や陰嚢基部に細い瘻孔，または黒い胎便が透見できる肛門皮膚瘻があるのが，低位鎖肛である．女児では，肛門があるべき位置に開存せず，その前方の会陰皮膚に細い瘻孔があるのが，低位鎖肛である．

　低位鎖肛の治療としては，外瘻孔をブジーし，浣腸で排便管理して，新生児期から乳児期に肛門形成術を行う．

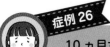

10ヵ月女児—発熱，嘔吐で発見された低位鎖肛に脊髄脂肪腫を合併した例

現病歴　在胎 40 週 0 日，出生体重 2,896 g，胎便排泄遅延なし．日齢 20 より，排便は 1 日 1〜2 回おむつに付着する程度のごく少量しかなく，7〜10 日に 1 回大量の泥状便の排便をしていた．離乳食開始後も便性には変化がなかった．入院 2 日前から 39.2℃の発熱と緑色泥状便が出現した．入院前日も発熱持続あり，嘔吐もみられた．排便は強い腐乱臭のある緑色泥状便が 1 時間に 2〜3 回程度みられるようになった．近医を受診し，血液検査で CRP 10 mg/dL であり，点滴を施行され，整腸薬を処方されて帰宅した．しかし，翌日も発熱は持続し，傾眠，経口摂取不良のため，同医を再診し，CRP 12 mg/dL と上昇していたため，筆者の施設へ紹介となった．

経過　初診時，体重 8,305 g，身長 72.6 cm，体温 39.2℃，心拍数 158 回／分，呼吸数 38 回／分，傾眠あり．大泉門膨隆なし，項部硬直なし，眼瞼結膜に貧血なし，眼球結膜に黄染なし，咽頭発赤なし，頸部リンパ節腫大なし．呼吸音清，心音純，腹部は膨満し，軟らかく，便塊は触知しない．肛門視診では肛門は正常より前方に位置し（**図 3-9-1**），直腸指診で第 5 指先端がわずかに入る程度でバンド状の強い狭窄がみられた．検査所見は，白血球数 8,190/μL，ヘモグロビン値 11.4 g/dL，血小板数 45.3 万/μL，CRP 13.78 mg/dL，アルブミン 2.7 g/dL，Na 130 mEq/L，K 4.8 mEq/L，Cl 100 mEq/L．便迅速抗原検査ではノロウイルス，ロタウイルス，アデノウイルスは陰性．腹部超音波検査では腹部全体に便塊で拡張した腸管が占めており，直腸に圧排された膀胱は左下腹部に描出された．直腸粘膜は 10 mm と著明に肥厚していた．低位鎖肛によるうっ滞性腸炎を疑い，抗菌薬投与，直腸にカテーテルを挿入し，腸内容の洗浄を繰り返した．脊髄 MRI で仙髄レベルの脊柱管内に脂肪成分が主体の腫瘍性病変を認め（**図 3-9-2**），脊髄脂肪腫を合併した低位鎖

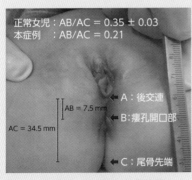

正常女児：AB/AC = 0.35 ± 0.03
本症例　：AB/AC = 0.21

AB = 7.5 mm
AC = 34.5 mm

A：後交連
B：瘻孔開口部
C：尾骨先端

図 3-9-1　10ヵ月女児：肛門位置

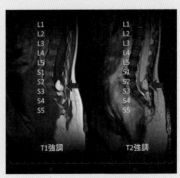

L1 L2 L3 L4 L5 S1 S2 S3 S4 S5

T1強調　　　T2強調

図 3-9-2　10ヵ月女児：脊髄 MRI（矢印は脊髄脂肪腫）

肛と診断した．低位鎖肛および脊髄脂肪腫の治療のため，小児外科のある施設へ転院となった．低位鎖肛に対しては11ヵ月時に会陰式肛門形成術，仙髄部脂肪腫に対しては1歳3ヵ月時に脊髄脂肪腫切除術を施行した．

考察・ポイント　うっ滞性腸炎をきたすような強い肛門の狭窄があり，肛門位置計測でも前方に位置している．本症例ではさらに脊髄脂肪腫を合併している．脊髄脂肪腫は潜在性二分脊椎を代表する先天異常（奇形）である．腰仙部に好発し，脂肪腫そのものによる脊髄圧迫及び神経組織牽引（脊髄係留）により，膀胱直腸障害（排尿・排便障害）および下肢障害（運動障害・感覚障害・関節変形）などの症状が出現する．本症例のように鎖肛や尿道下裂に合併することもまれではない．最終的には外科的治療が必要となる症例であり，急性期の治療が完了したら，速やかに外科へ紹介するべきである．

便秘の子供,
こんなときどうする？

　ここでは外来で養育者から受けることが多い質問と筆者の回答を Q&A 形式で紹介する. 診療の参考にしていただければ幸いである.

❶ お泊り保育（宿泊学習）

Q　お泊り保育（宿泊学習）がありますが, 便秘の薬はどうしたらよいですか？

A　原則として, 薬は続けたほうがよいです. 保育所の先生に, 薬を飲ませてくれるようお願いできるのであれば, そのようにお願いしてみてください. 自分で飲めるようであれば, 自分で薬を管理して飲みましょう. どうしても薬を飲ませることが難しいようであれば, お泊り保育に行く前の日に少し多めに薬を飲んで, しっかりとうんちを出しておいて, 帰ってきてからも少し多めにして, 溜まってしまったうんちを出し切るのもよいと思います. 浣腸で出してあげてもよいです.

Q　お泊りのイベントの最中にうんちがしたくなったらかわいそうなので, 薬を飲ませたくないのですが.

A　では, お泊り保育（宿泊学習）中は薬はなしにしましょう. その代わりに, お泊り保育（宿泊学習）中にうんちが出ていないようであれば, 帰ってきてからお薬を多めに使うか, 浣腸するかして, 溜まったうんちを出してあげましょう.

❷ 保育所でトイレに行けず我慢させられる

Q　保育所で，食事の最中はトイレに行かせてもらえません．

A　便秘の治療の原則は，便意を催したら，我慢せずにうんちをするのが原則です．食事のマナーも大事ですが，便秘の子供達にはうんちをすることも治療のうえで重要です．保育所の先生にそのことをお話しして，「医師から便意を催したら我慢させずにうんちをさせるように言われている」ことを伝えてみてください．また，「便秘の薬を飲んでいるので，我慢するのが難しい」と伝えてみてください．

❸ 保育所でパンツに履き替えさせられる

Q　保育所で3歳になると必ずパンツを履くことに決まっていますが，どうしたらよいですか？

A　集団生活のなかで，周りのお友達の真似をしてトイレでうんちができるようになる場合もありますが，本人が嫌がっている場合に無理にトイレットトレーニングを勧めると，かえって便秘がひどくなったり，おむつが外れるのが遅くなったりします．保育所の先生に，今は便秘の治療中で，主治医から無理にトイレットトレーニングを進めないように言われていると伝えてみてください．

❹ 小学校入学時

Q　小学校に入学するのですが，何か注意することはありますか？

A　「便秘の薬を飲んでいるので，急におなかが痛くなってトイレに行きたくなることがあると思います．そのときはトイレに行かせてあげてください」という話はあらかじめ担任の先生にしておいたほうがよいと思います．また，本人が恥ずかしがって言いにくいようであれば，担任の先生と秘密のサインを決めておいて，そのサインを出したら，教室から出てトイレに行か

せてもらえるようにお願いするのもよいと思います．トイレが汚くて嫌だ，友達にみられるのが恥ずかしいなどの理由から学校でうんちをしたがらない場合には，先生にお願いすると職員用の教室から離れたトイレや，きれいなトイレを使わせてくれることもあるので，相談してみてもよいかもしれません．

❺ プールに入れてもらえない

Q 便秘の薬を飲んでいると，プールでおなかが冷えると漏らしてしまうからという理由で，プールの授業は見学させられます．

A おなかが冷えると便意を催す子もいますが，必ずしもそうとは限りません．おなかが冷えて便意を催すことがないのであれば，プールを制限する必要はないと思います．近くにトイレがあり，すぐに行けるようであれば，プールの日は薬を減らして入らせてもらってはどうでしょうか？　また，ピコスルファートナトリウムなどのおなかを動かす薬を使っている場合は，プールの日の当日朝もしくは前日の夜は，服薬を中止してみるのもよいと思います．モビコール®は，「うんちが漏れちゃう」というような便意切迫感はありませんので，量を減らせば問題になることはまずありません．養護教員の先生も交えて，もう一度，担任の先生とお話ししてみてはどうでしょうか？

❻ 風邪をひいたとき

Q 風邪をひいたときに，便秘の薬と一緒に飲んではいけない薬はありますか？

A 基本的に風邪薬と一緒に飲んではいけない便秘の薬はありませんが，院外薬局で薬剤師さんにおくすり手帳を見せて相談してみてください．ただし，風邪のときに処方される薬の中には，おなかの動きを止めてしまい，便秘の薬が効きにくくなるものもあります．もし以前飲んだときに，うんちが出なくなった，もしくは出にくくなったということがある場合には，その薬は避けたほうがよいので，そのような薬があれば教えてください．また，どうしても飲まなければならない場合には，そのような薬も処方をすることが

ありますが，処方されている便秘薬を指示された範囲内で増量して，排便が
毎日あるように服薬量を調整してください．

❼ 下痢のとき

Q　胃腸炎で下痢をしているときは，便秘の薬を止めていいですか？

A　胃腸炎で下痢をしているときには，便秘の薬を止めても構いません．た
だし，下痢が完全に止まるまで待ってから便秘の薬を飲み始めると，うんち
がピタッと止まってまったく出なくなってしまうことがあります．ですの
で，下痢のようなうんちが少し硬くなり始めたかな？　うんちの回数が減っ
てきたかな？　というくらいから，いつもより少なめの量で便秘の薬の服薬
を再開してください．

❽ 嘔吐のとき

Q　胃腸炎で嘔吐しているときは，便秘の薬を止めていいですか？

A　嘔吐だけで下痢がない場合には，薬が飲めるようになったら薬を飲ませ
てください．また，便秘の子はうんちが詰まっていると，胃腸炎のときに嘔
吐や腹痛がひどくなることがあります．何日かうんちが出ていない，硬いう
んちが出ているというようなときには，浣腸してうんちを出してあげると嘔
吐や腹痛がよくなることがあります．

❾ 抗菌薬投与時

Q　抗菌薬を飲むときは，便秘の薬を止めていいですか？

A　抗菌薬の副作用で下痢になる子と便秘になる子がいます．どちらになる
かはその子次第なので，抗菌薬を飲むからといって，一律に便秘の薬を中止
する必要はありません．下痢になる子の場合は，抗菌薬を飲んでいる間は便
秘薬を止めてもよいですが，一緒に整腸薬を飲むと下痢が予防できることも

あります．便秘になる子の場合は，便秘の薬は，むしろいつもより多めに使うのがよいと思います．便秘に対しても，整腸薬による便秘を予防する効果が期待できるので，便秘薬を増やしてもうまく排便をコントロールできない場合は教えてください．

⑩ 家以外でトイレに行きたがらない

Q　家以外ではトイレに行きたがらないので，保育所・幼稚園，学校では我慢してしまい，家に帰ってから急いでトイレに行きます．ときどき間に合わず，漏らしてしまうこともあります．

A　家以外のトイレに行きたがらない子はよくいます．家で落ち着いてうんちをしたいのかもしれませんね．どうして外のトイレで排便したくないか理由を聞いてみると，解決策が見つかるかもしれませんね．排便する時間を朝と夜に作ってみるとか，少し生活リズムを工夫してみてもよいかもしれません．薬を飲む時間を変えてみると，漏れることもなくなるかもしれません．排便を我慢することはよいことではないので，うんちをしたくなったらすぐにトイレに行くように，本人とも話をしてみてください．

⑪ 同じ時間に排便させたほうがよいのか？

Q　毎日決まった同じ時間にうんちができるようになったほうがよいのでしょうか？

A　朝起きて，ご飯を食べた後にうんちをするというリズムができているのが理想です．ただ，本人の生活リズムやご家庭の事情もあると思いますので，必ずしも朝にこだわる必要はありません．いつでも構わないので，うんちをする時間，うんちタイムを決めて，同じ時間に排便できると生活にリズムができて，習慣化しやすいと思います．ただ，それも難しければ，1日のうち少なくとも1回，便意を感じたら，すぐに排便する習慣が身についていればよいと思います．

⓬ うんちの前におなかが痛くなる

Q 薬を飲むと，うんちの前におなかが痛くなるので薬を変えたい（止めたい）のですが．

A **養育者へ**：便秘の子供達は元々，便意を感じにくいので，うんちの前におなかが痛くなるのは，「よいおなかイタ」です．おなかが痛くなったら，トイレで排便するとスッキリするという経験を繰り返していくと，ちょっとでも便意を感じるとトイレで排便するようになります．おなかを痛がるようであれば，トイレに誘導して，排便するようにさせてください．
子供達本人へ：うんちの前のおなか痛は「よいおなかイタ」だから，おなかが「うんちが出るぞ！」って教えてくれてるんだよ．だから，おなかが痛くなったら，すぐにトイレに行ってうんちしようね．うんちを出したら，おなかも痛くなくなって，スッキリして気持ちいいでしょ？

⓭ スマホやタブレットを見ないとうんちが出ない

Q トイレットトレーニングのときに，子供にスマホ（もしくはタブレット端末）を見せながらうんちをしていたら，今でもトイレに行くときにスマホを持って入り，20～30分，トイレに籠もっています．

A もうトイレにスマホがなくても行けるのであれば，スマホはそろそろ卒業してもよいかもしれませんね．スマホで遊べる時間がトイレだけだからという理由で，単にトイレで遊んでいるだけであれば，時間を決めて「○分経ってうんちがでなければ，トイレから出ること」と本人と約束してもよいと思います．スマホを見ていると，リラックスして便意を催すのであれば，もう少しスマホの力を借りていてもよいかもしれませんね．いずれにせよ，当初の目的は達成したので，少しずつスマホなしでもトイレでうんちができるように準備をしていきましょう．

⑭ 排便状況が確認できない

Q　子供がすぐにトイレを流してしまうので，どんなうんちが出たか確認できないのですが.

A　親に自分のうんちを見せたくないというのは，成長した証拠ですね. それは喜ぶべきことですよね. でも，うんちの様子を観察できないと治療がうまくいっているかどうかもわからないので，困ってしまいますね. お子さん自身にうんち日記を書いてもらうようにしてはどうでしょうか？　もう自分でうんちの様子を観察して，記録できると思いますよ.

⑮ おなかマッサージ

Q　おなかのマッサージはしたほうがよいでしょうか？

A　おなかのマッサージが便秘に対して効果があるという科学的な根拠はありません. ただ，小さな子供では腹圧をかける補助にはなると思います. また，親子のスキンシップは親子共々安心感を得られると思います. やって悪いことはないので，お子さんが喜ぶならばやってあげてよいと思います.

⑯ 野菜を食べてくれない

Q　好き嫌いが多くて，野菜を食べてくれません.

A　バランスの取れた食事をすることが大事なので，必ずしも野菜にこだわる必要はありません. 果物や穀類からも食物繊維やビタミン類は摂れますので，本人が好きなもので不足している栄養素を摂れればよいかと思います. りんご，みかん，すいか，桃，葡萄など，季節の果物はいかがでしょうか？　また，家庭菜園で自分の野菜を育ててみると，食べられるようになる子もいます.

⑰ 水を飲んでくれない

Q 水を飲むように言っても，全然飲んでくれません．

A 脱水がなければ，水を飲まないからといって便秘がひどくなることはありません．例えば，夏場になるといつもうんちが硬くなるというようなことがあれば，夏場は水分が不足していると思うので，夏のあいだは水分を多めに摂るようにしましょう．スポーツドリンクやイオン飲料などの味のついたもののほうが飲みやすいと思います．また，汗からは塩分が出ていくので，水や麦茶などよりも脱水予防の観点からはスポーツドリンク，経口補水液のほうが効果的です．脱水がない状態であれば，たくさん水を飲んでも余分な水は全部おしっこで捨てられてしまいます．おしっこが出ているような状況であれば，脱水はないので，「水分をとりなさい」というのは，親御さんにもお子さんにもストレスになると思うので，そんなに水，水って考えなくても大丈夫ですよ．

⑱ いつまで治療を続けるか？

Q いつまで薬を飲む必要がありますか？

A 便秘の治療を始めたら，年単位で薬を飲むと思ってください．半年で中止できたらラッキーだと思ってください．毎日，お尻の近くに降りてきたうんちを全部出し切る習慣が身につくまでは薬が必要ですが，時間がかかります．どれくらいで身につくかは，その子次第です．早く薬を止めたいからと中途半端に治療すると，かえって薬を飲む期間が長くなりますので，焦らずにこの子のペースでのんびりいきましょう．

⑲ 遺　伝

Q 便秘は遺伝しますか？

A 遺伝かどうかはわかりませんが，便秘には家族集積性といって，便秘の

子の家族には便秘の人がいる場合が多いです．食習慣なのか，遺伝なのか，生活習慣からくるのかは，はっきりしていません．

● Column ● **運動はしたほうがよい？**

　排便時には，腹圧を高めて糞便を排出するが，そのためにはある程度の筋力が必要となる．したがって，21トリソミーなど先天的に筋力が弱い子供は便秘になりやすい．また，歩き始める前の赤ちゃんが上手にうんちを出せなくても，お座り，ハイハイ，独り立ち，独り歩きと発達してくると，上手にいきむことができるようになり，うんちの回数が増えてくることがある．「4歳児では，1時間以上の身体活動（運動）をする子供では便秘が少ない（Driessen LM, et al：J Pediatr Gastroenterol Nutr, 2013）」，「腹筋の筋トレ＋横隔膜を鍛える呼吸トレーニング＋おなかマッサージで便秘の子供の排便回数が増えた（Silva CA, et al：Colorectal Dis, 2013）」，「11〜18歳の子供では，運動不足は便秘のリスクを1.26倍高める（Huang R, et al：PLoS ONE, 2014）」という研究がある．つまり，運動して筋力がついたほうが便秘になりにくい，もしくは便秘がよくなるというデータである．これらの研究結果に基づき，筆者は便秘の子供達には屋外で体を動かして，たくさん遊ぶように指導している．

　一方で「7〜10歳の子供達ではよく体を動かす子供のほうが便秘の割合が高い」というデータもある（Jennings A, et al：J Child Health Care, 2009）．また同研究では「よく体を動かす子供のほうが，飲水量が少ない」というデータも出ており，体をよく動かすのに水分摂取が少ない，つまり脱水になっていると考えられる．実際に脱水は便性を硬くするというデータもあるため，体を動かしてたくさん遊ぶのと同時に，脱水にならないようにしっかりと水分摂取することをお勧めしている．特に夏場は多く汗をかくので，脱水予防のために水分と同時に電解質を含んだ飲み物で水分摂取する必要がある．短時間に大量発汗をした場合には汗中ナトリウム濃度が高くなるため，水だけの摂取では血液が希釈され，低ナトリウム性脱水を引き起こす．

　いずれにしても，家でゲームばかりして遊んでいるのではなく，外を元気よく走り回ったり，ジャングルジムに登ったりなど，体をたくさん動かして遊ぶのは便秘治療にとってもよいことであるので，たくさん外遊びをするように子供と養育者へ指導する．

モビコール® を溶解する飲み物人気ランキング

> 消化管外来に通う
> 子供達 75 人に
> 聞きました

順位	飲み物	人数（複数回答あり）
1	リンゴジュース	28
2	オレンジジュース	10
3	スープ	5
4	味噌汁	4
	牛乳	4
	野菜ジュース	4
	ヤクルト®	4
	水	4
9	ぶどうジュース	3
	ピルクル®	3
	カルピス®（カルピスウォーター含む）	3
12	カルピス®（柑橘系）	2
	マミー®	2
	コーヒー牛乳	2
	スポーツドリンク	2
16	飲むヨーグルト	1
	ミルクティー	1
	マンゴージュース	1
	マンゴー味の豆乳	1
	桃ジュース	1
	ミックスジュース	1
	いろはす®	1
	コカ・コーラ®	1
	イチゴジュース	1
	アイス	1
	牛乳と豆乳をミックス	1
	黒酢	1
	お茶	1

上記の飲み物で溶解すると「不味かった」と答えた子供は，リンゴジュース 2 人，スポーツドリンク 1 人，オレンジジュース 1 人であった．

　小児慢性便秘症の標準治療薬として世界的に使用されているモビコール® であるが，1 包につき 60 mL の液体に溶解する必要があること，電解質を添加しているため塩味が強く，水やお茶での服用では飲みづらいのが課題である．海外ではフレーバーが入手可能であるが，わが国では残念ながらモビコール® 専用のフレーバーは利用できない．したがって，モビコール® を何に溶解するかということが服薬アドヒアランスを決定するうえで重

要になる．実際に他院でモビコール®を処方されたが，水で溶解していたために子供が嫌がって服薬せず，困り果てて筆者の施設へ紹介されてきた症例もある．

製薬会社からは「モビコール®配合内用剤飲み合わせ表」として医療機関へ資料が配布されている．甘味がないもの，甘味があるもの，温かいものに分類し，以下のように各飲料を5段階評価している．

・甘味がないもの
　水☆，牛乳☆☆☆，お茶☆，紅茶（ストレート）☆☆，コーヒー（ブラック）☆

・甘味があるもの
　リンゴジュース☆☆☆☆☆，オレンジジュース☆☆☆☆，スポーツドリンク☆☆☆☆☆，乳酸菌飲料☆☆☆☆☆，ヨーグルト飲料☆☆☆☆☆

・温かいもの
　ミルクココア☆☆☆☆，コーンスープ☆☆☆☆，お味噌汁／お吸い物☆☆☆☆

　以前，新発売された大腸内視鏡検査前の腸管洗浄薬を医師，看護師などで試飲した際，味に問題なしと思われたものが，実際に検査を受ける子供達に飲みやすさを調査したところ，「不味い」という意見が多かったことがある．

　そこでモビコール®発売当初から，外来で，可能な限り子供達に「何に混ぜて飲んでいるか」をたずねた．"100人に聞きました"と銘打てればよかったが，残念ながら75人であった．

　その結果，薬局などで勧めているという背景があるかもしれないが，リンゴジュースが圧倒的な1位であった．続いてオレンジジュースだが，リンゴジュースとオレンジジュースを不味いと言っている子供達もいた．上記の「飲み合わせ表」では乳酸菌飲料とひとくくりにされているが，商品名ではヤクルト®，ピルクル®，カルピス®，マミー®であった．「カルピスは酸味のある柑橘系がいい」という感想も聞かれた．水で飲んでいる子が4人もいたことは意外であったが，このうち1人は「モビコール®を溶解して凍る直前までキンキンに冷やしてから飲むと大丈夫」とのこと．これは経口補水液OS-1®を凍らせて口に含ませると，アドヒアランスが改善するのと同じかもしれない．冷たいものは塩味を感じにくくさせる効果がある．

　コカ・コーラ®で溶解している子は「コーラ最高！　超おいしい」と言っていた．上部消化管内視鏡検査では，検査前の咽頭麻酔が子供達にとって最大の難関である．咽頭麻酔薬（キシロカイン®ビスカス）の味が不味くて，普通に麻酔を行うと大抵の子供は3分間，喉に溜めておけないため，粉ジュース（粉末清涼飲料）とキシロカイン®ビスカスを混ぜて，それを凍結したものを舐めてもらっている．イチゴ味，メロン味などがあるなかで一番人気はコーラ味である．炭酸のシュワシュワ感が味をマスクしてくれるのか，それともコーラ味と相性がよいのかは謎である．モビコール®とキシロカイン®ビスカス，味はまったく違うが，コーラが好きな子には試してみる価値はあるかもしれない．

　アイスに混ぜている子は，どうしても規定量を飲みきれないという子である．溶けかかって軟らかくなったアイスクリームにモビコール®を練り込んで食べているらしい．既

定の水分量でなくても薬剤の効果に影響はないが，モビコール®は水分を保持して糞便を軟らかくすることから，脱水になる可能性が否定できない．したがって，少ない水分量で溶解する場合には水分を多めに摂るように指導している．

　塩味のある味噌汁やスープに溶解している子も多い．「飲み合わせ表」には「温かいものにモビコール®を溶かす場合は 30〜40℃まで冷ましてください」との注意書きが小さな文字で書かれている．これはモビコール®の主成分であるポリエチレングリコール自体の薬効は変わらないが，モビコール®の成分の1つである炭酸水素ナトリウムが 65℃以上で分解することが理由のようである．冷めた味噌汁（スープ）では不味いと思うので，「50〜60℃くらいに冷ましてから溶かしてください」と伝えている．

索引

MEMO

MEMO

MEMO

著者略歴

十河　剛（そごう　つよし）

済生会横浜市東部病院小児肝臓消化器科 副部長

1995年 防衛医科大学校医学科卒. 卒業後, 自衛隊での医官としての勤務を経て, 2003年から国際医療福祉大学小児科医員として小児消化器疾患の診療を始める. 2006年 横浜栄共済病院医員, 2007年 済生会横浜市東部病院こどもセンター医長, 2013年より現職. 2012年より横浜市立大学医学部非常勤講師, 2019年より防衛医科大学校小児科学講座非常勤講師を兼務.

小児消化器疾患診療を続けていく中で, 心身症や不登校の子供達の診療機会が増え, 最も苦手としていた「他人の話を聴く」ための技術に興味を持つ. その中で"コーチング"と"神経言語プログラミング（Neuro Linguistic Programing: NLP)"と出会い, 2019年より本格的に NLP コーチングを学び始め, 2020年3月米国 NLP ＆コーチング研究所認定 NLP 上級プロフェッショナルコーチの資格を取得. 同年9月 同研究所認定 NLP ヒプノセラピストを取得. 2021年1月 全米 NLP 協会認定 NLP マスタープラクティショナー取得. また, 幼少時より武道の修行を続けており, 現在は躰道七段教士, 合気道二段, 剣道二段であり, 子供達や学生に指導を行っている.

専門：小児肝臓・消化器疾患, 小児消化器内視鏡, コーチング.

子供の便秘はこう診る！
親子のやる気を引き出す小児消化器科医のアプローチ

2020年4月20日　1版1刷		©2020
2021年5月20日　　　2刷		

著　者
十河　剛（そごう　つよし）

発行者
株式会社 南山堂　代表者 鈴木幹太
〒113-0034　東京都文京区湯島 4-1-11
TEL 代表 03-5689-7850　www.nanzando.com

ISBN 978-4-525-28401-5

A28401201 02-A